Arpit Sikri
Vidushi Saxena

DESENHO DE SORRISO - O conceito de odontologia emocional

Arpit Sikri
Vidushi Saxena

DESENHO DE SORRISO - O
conceito de odontologia emocional

ScienciaScripts

Imprint

Any brand names and product names mentioned in this book are subject to trademark, brand or patent protection and are trademarks or registered trademarks of their respective holders. The use of brand names, product names, common names, trade names, product descriptions etc. even without a particular marking in this work is in no way to be construed to mean that such names may be regarded as unrestricted in respect of trademark and brand protection legislation and could thus be used by anyone.

Cover image: www.ingimage.com

This book is a translation from the original published under ISBN 978-620-2-00999-7.

Publisher:
Sciencia Scripts
is a trademark of
Dodo Books Indian Ocean Ltd. and OmniScriptum S.R.L publishing group

120 High Road, East Finchley, London, N2 9ED, United Kingdom
Str. Armeneasca 28/1, office 1, Chisinau MD-2012, Republic of Moldova, Europe
Printed at: see last page
ISBN: 978-620-7-95652-4

DEDICADO

TO

A MINHA FAMÍLIA

ÍNDICE DE CONTEÚDOS

RECONHECIMENTO

Curvo-me perante o Todo-Poderoso, com reverência, humildade e gratidão pelas inúmeras e graciosas bênçãos que me foram concedidas e que me deram a inspiração e o entusiasmo para percorrer o caminho da vida.

Considero ser o meu maior privilégio e honra dever a minha imensa gratidão e respeito ao meu estimado e venerado professor e guia, **Dr. Akshey Sharma,** Professor e Diretor do Departamento de Prostodontia Oro-Maxilo-Facial, Coroa e Ponte e Implantologia Oral, Dasmesh Institute of Research and Dental Sciences, Faridkot, pela sua orientação inestimável e encorajamento inabalável ao longo deste estudo. A sua sabedoria, conhecimentos e compromisso com os mais elevados padrões inspiraram-me e motivaram-me ao longo do meu curso de pós-graduação.

É com orgulho que tenho o privilégio de reconhecer, com um profundo sentido de gratidão e devoção, o grande interesse pessoal e a inestimável orientação que me foi prestada pelo meu estimado e venerado co-orientador, **Dr. Pradeep Bansal,** Professor, Departamento de Prótese Oro-Maxilo-Facial, Coroa e Ponte e Implantologia Oral, Dasmesh Institute of Research and Dental Sciences, Faridkot, pela sua imensa ajuda e orientação durante o estudo. Sem a sua notável visão e orientação meticulosa no planeamento, trabalho e avaliação crítica do trabalho, este meu esforço não teria sido frutífero.

Um agradecimento muito especial ao **Dr. Poonam Bali,** Leitor, Departamento de

Prostodontia Oro-Maxilo-Facial, Coroa e Ponte e Implantologia Oral, Dasmesh Institute of Research and Dental Sciences, Faridkot, pela sua orientação inestimável, apoio e encorajamento constantes, disponibilidade para prestar uma ajuda generosa, atenção meticulosa aos detalhes e participação ativa nesta dissertação.

Estou imensamente grato ao **Dr. Rajnish Bansal,** Leitor, Departamento de Prótese Oro-Maxilo-Facial, Coroa e Ponte e Implantologia Oral, Instituto Dasmesh de Investigação e Ciências Dentárias, Faridkot, pela sua orientação inestimável, pela sua atitude sempre útil e encorajadora.

Estou imensamente grato ao **Dr. Gagandeep Chahal**, Professor Sénior, Departamento de Prostodontia Oro-Maxilo-Facial, Coroa e Ponte e Implantologia Oral, Dasmesh Institute of Research and Dental Sciences, Faridkot, pela sua orientação inestimável, pela sua atitude sempre útil e encorajadora.

Expresso a minha sincera gratidão à **Dr.ª Rajnanda Khuller**, Professora Sénior, Departamento de Prótese Oro-Maxilo-Facial, Coroa e Ponte e Implantologia Oral, Dasmesh Institute of Research and Dental Sciences, Faridkot, pelo seu constante feedback positivo, apreciação e ajuda persistente.

É com imenso prazer que tenho a oportunidade de expressar a minha sincera gratidão ao meu respeitado Diretor **Dr. S.P.S Sodhi,** Dasmesh Institute of Research and Dental Sciences, Faridkot, pela permissão e orientação durante a realização deste projeto.

As palavras da literatura não são suficientes para agradecer aos meus venerados pais, **Dr. Vimal K Sikri e Dr. Poonam Sikri,** pelo seu amor e carinho eternos. As suas bênçãos iluminaram sempre o meu caminho durante todas as etapas da minha vida. Quero agradecer ao meu irmão mais velho, **Dr. Ankit Sikri**, e à bhabhi, Dra. **Annupriya Sikri,** o amor, o encorajamento, a alegria e a gentileza que me deram e que tornaram o meu trabalho muito mais leve.

É com grande prazer que agradeço aos meus colegas **Dr. Aditi Ghai, Dr. Vikram, Dr. Rahul, Dr. Jitender e Dr. Amul** o seu apoio constante e a sua disponibilidade permanente para levar a cabo este projeto com êxito.

Por último, mas não menos importante, estou também grato aos meus amigos mais jovens, **Dr. Manpreet, Dr. Asmita e Dr. Shabnam,** pela sua ajuda na realização bem sucedida desta dissertação.

Este estudo exigiu um esforço conjunto de muitas mentes para a sua conclusão bem sucedida. Assim, aproveito esta oportunidade para agradecer as contribuições de todos aqueles cujos nomes me escaparam, mas que ajudaram a tornar esta dissertação viável.

Obrigado a todos

Dr. Arpit Sikri

1. INTRODUÇÃO

Tudo começa com **um** *sorriso.*

Na nossa sociedade moderna e competitiva, uma aparência agradável significa muitas vezes a diferença entre o sucesso e o fracasso, tanto na nossa vida pessoal como profissional. Um sorriso encantador pode abrir portas e derrubar barreiras que se interpõem entre si e uma vida mais plena e mais rica. Um sorriso atraente ou agradável aumenta claramente a aceitação do indivíduo na sociedade em que se insere e o carácter do sorriso influencia em grande medida a atratividade e a personalidade do indivíduo.

Um fisiologista escocês, Charles bell, referiu em 1806 que um sorriso pode transmitir mil significados diferentes, mas é a expressão mais facilmente reconhecida. Como a boca é um dos pontos focais do rosto, não é de surpreender que o sorriso desempenhe um papel importante na forma como nos percepcionamos a nós próprios, bem como nas impressões que causamos nas pessoas que nos rodeiam.

Basicamente, o sorriso depende da musculatura e da presença dos dentes. Mas nem todas as pessoas têm a sorte de ter um sorriso bonito. A resposta ao problema acima é a medicina dentária estética que se desenvolveu tremendamente com as mais recentes tecnologias e materiais. Os recentes avanços nos procedimentos de restauração, como a colagem e as facetas de porcelana, abriram a porta a uma grande variedade de tratamentos dentários electivos com o objetivo de melhorar a aparência.

O design do sorriso é uma disciplina relativamente nova na área da medicina dentária estética, e envolve várias áreas de avaliação e planeamento do tratamento. Não se deve esquecer que cada paciente é único, representando uma mistura especial de características e expectativas de idade, bem como especificidades de sexo e personalidade. Os conceitos estéticos fornecem apenas orientações e pontos de referência para iniciar a avaliação estética, o planeamento do tratamento e o tratamento subsequente. A componente artística da medicina dentária, e particularmente da medicina dentária estética, pode ser aplicada e aperfeiçoada por dentistas que compreendam as regras, ferramentas e estratégias do design do sorriso. Felizmente, a medicina dentária moderna não só nos fornece melhores materiais e tecnologia, como também assegura que os procedimentos actuais são realizados com o mínimo de desconforto e a máxima segurança.

A perceção da beleza como expressão corporal pode variar de um indivíduo para outro, de uma civilização para outra e de um grupo étnico para outro. A beleza humana, sendo um fator subjetivo, altera os módulos de tratamento de problemas semelhantes de um paciente para outro, não permitindo assim uma padronização dos planos de tratamento.

2. DEFINIÇÕES:

ESTÉTICA

1. O ramo da filosofia que se ocupa da beleza.

2. Em medicina dentária, a teoria e a filosofia que lidam com a beleza e o belo, especialmente no que diz respeito ao aspeto de uma restauração dentária, tal como é conseguido através da sua forma e ou cor.

ESTÉTICA DENTÁRIA

A aplicação dos princípios da estética aos dentes naturais ou artificiais e às restaurações.

MEDICINA DENTÁRIA ESTÉTICA

É a arte e a ciência da medicina dentária aplicada para criar ou realçar a beleza de um indivíduo dentro dos limites funcionais e fisiológicos."

REMODELAÇÃO ESTÉTICA

É a modificação das superfícies dos dentes para melhorar a aparência

CONCEPÇÃO DE SORRISOS

É um processo no qual os tecidos duros e moles orais completos são estudados e avaliados e são efectuadas determinadas alterações que terão uma influência positiva na estética geral do rosto. Estas alterações são regidas pelos princípios da medicina dentária estética. Por conseguinte, um bom desenho de sorriso combina naturalmente e sem esforço com o resto do rosto para proporcionar um complexo estético e funcional.

"Um sorriso bem concebido é o produto de esforços consolidados conseguidos através de um diagnóstico preciso, de um planeamento metódico do tratamento, da utilização de materiais avançados e de técnicas contemporâneas executadas por um dentista experiente".

3.   ATRIBUTOS FÍSICOS DOS ELEMENTOS DA COMPOSIÇÃO DENTO-FACIAL

Os parâmetros artísticos a serem considerados essenciais para a beleza e aqueles que estão subtilmente presentes na beleza natural formam os princípios fundamentais da estética. A compreensão destes parâmetros artísticos de beleza e a sua correlação com o complexo dento-facial permitirão ao dentista dimensionar adequadamente a estética em qualquer composição dento-facial.

Composição é o ato de combinar elementos ou partes para formar um todo. São vários os atributos físicos dos elementos de uma composição que lhe conferem valor estético.

Os diferentes atributos físicos dos elementos de uma composição são os seguintes

Contraste:

É o fator que torna visíveis os vários elementos de uma composição. O olho pode diferenciar as partes de um objeto devido ao contraste de cores, linhas, padrões, texturas, etc. A relação entre as diferentes partes do rosto (facial), os dentes e as gengivas (dentário), tornada visível pelo contraste, constitui a composição dento-facial.

Unidade ou unicidade:

"Dá às diferentes partes da composição o efeito de um todo". A unidade pode ser estática, quando se vêem formas ou desenhos repetidos, como em coisas inanimadas, como a composição de cristais; ou dinâmica e mutável, como nos seres vivos. A unidade entre as diferentes partes do rosto e dos dentes é essencial para dar o efeito de unidade ou totalidade à composição dento-facial.

Forças coesas e segregadas:

Qualquer elemento que tende a unificar uma composição é uma força de coesão. As forças segregativas são os elementos que quebram a monotonia da composição. A naturalidade tem uma combinação de forças coesivas e segregativas. Uma mistura adequada de forças segregativas e coesivas acrescenta variedade à composição, tornando-a mais dinâmica e interessante.

Simetria:

É a regularidade da disposição das formas, quer da esquerda para a direita, como na simetria horizontal, quer de um ponto central para ambos os lados, como uma imagem em espelho, como na simetria radial. A simetria horizontal parece repetitiva e desinteressante, enquanto a simetria radiada parece dinâmica e interessante. Numa composição dento-facial, a simetria radiada dos dentes é mais apelativa do ponto de vista estético e está associada à juventude, enquanto a simetria horizontal é menos apelativa e está associada ao envelhecimento.

Proporção:

Para poder dar uma certa representação matemática da beleza para exprimir numericamente a relação das várias unidades que se combinam para fazer uma composição, utiliza-se o termo proporção. A relação das várias unidades que são diferentes umas das outras numa composição, mas que estão associadas entre si através de um certo fator matemático repetitivo, é a **proporção repetida**. A proporção entre os vários elementos de uma composição harmoniosa, em que as forças coesivas e segregativas estão igualmente equilibradas e que tem as suas várias unidades numa proporção respectiva esteticamente apelativa entre si, é a proporção áurea. A Proporção Áurea é expressa em forma numérica e foi aplicada por matemáticos clássicos, como Euclides e Pitágoras, na busca da harmonia e do equilíbrio divinos universais. Foi aplicada a muita da arquitetura grega e egípcia antiga e pode ser expressa como a relação 1,618:1.

Se o rácio for aplicado ao sorriso composto pelo incisivo central, incisivo lateral e a metade mesial do canino, mostra que o incisivo central é 62% mais largo do que o incisivo lateral que, por sua vez, é 62% mais largo do que a parte visível do canino, que é a metade mesial, quando visto de frente.

Domínio:

Existe quando uma forte estrutura centralizada é rodeada por estruturas bem demarcadas e caracterizadas. Numa composição dento-facial, cria uma unidade imaculada que conduz a uma composição harmoniosa. A ausência de dominância torna a composição fraca. A cor, a forma e o tamanho são os factores que podem controlar a dominância.

Equilíbrio:

É alcançado quando existe um equilíbrio exato entre as forças presentes em ambos os lados do fulcro numa composição. Em medicina dentária, isto implica o equilíbrio dos elementos em relação à linha média. Se algum elemento estiver em desequilíbrio num dos lados, então, para criar um equilíbrio visual, esses elementos são movidos para a linha média ou são contrabalançados com elementos opostos para recuperar o equilíbrio.

A orientação estética da composição dentária com toda a composição facial pode ser alcançada tendo em consideração as referências, os elementos do sorriso, as proporções e a simetria. Estes são os factores das composições estéticas e ajudam o dentista a determinar a apresentação, o tamanho, a disposição e o alinhamento dos dentes durante a fase de diagnóstico e tratamento.

A moldura dento-facial é constituída pelos dentes e gengiva relacionados com os lábios e depois com toda a face. A moldura oral é determinada pela anatomia e mobilidade dos tecidos em função que rodeiam os dentes e a gengiva. A porção exposta dos elementos orais, ou seja, dentes e gengivas, dentro da moldura oral durante um sorriso é designada por **janela do sorriso**.

Os elementos anatómicos da face e os elementos biológicos, que incluem os elementos funcionais e fonéticos, fornecem os quadros de referência, orientações e pontos. Estes elementos ajudam o dentista a alcançar um sentido geral de orientação e diagnóstico.

<u>As referências podem ser classificadas como referências horizontais, referências verticais, referências sagitais e referências fonéticas.</u>

Referências horizontais:

A perspetiva horizontal da face é fornecida pela linha interpupilar. A linha interpupilar ajuda a avaliar a orientação do plano incisal, das margens gengivais e da maxila. Uma linha horizontal imaginária que atravesse o plano incisal e as margens gengivais deve ser visivelmente paralela à linha interpupilar. Isto ajuda a diagnosticar qualquer assimetria na posição do dente ou na localização da gengiva. Quando é traçada uma linha imaginária através das margens gengivais, esta pode não ser paralela à linha interpupilar, indicando um certo grau de inclinação do maxilar.

É considerada normal uma certa inclinação do maxilar e, nesses casos, uma ligeira correção das margens gengivais pode obter uma simetria agradável. O acantonamento grave pode exigir uma abordagem interdisciplinar que envolva o reposicionamento cirúrgico do maxilar.

Referências verticais:

A linha média facial serve para avaliar a localização e o eixo da linha média dentária e as discrepâncias medio-laterais na posição dos dentes. A linha interpupilar e a linha média facial enfatizam o efeito "T" num rosto agradável. A linha média dentária, se for perpendicular à linha interpupilar e coincidir com a ponte do nariz e o filtro, produz uma orientação atractiva do sorriso.

A inclinação axial é a direção dos dentes anteriores em relação à linha média central e torna-se progressivamente mais pronunciada do incisivo central para o canino. Existe uma inclinação mesial definida para todos os dentes anteriores em relação à linha média. O eixo dos pré-molares e o primeiro molar de cada lado também apresentam inclinação mesial em relação à linha média.

A perceção da inclinação dos dentes pode ser vista a partir do aspeto frontal em torno da linha média vertical central, que actua como um fulcro em torno do qual a inclinação axial dos dentes de ambos os lados exibe um fenómeno de equilíbrio de linhas. Os sorrisos naturais mostram um desvio desta inclinação axial padrão. Os desvios na inclinação axial causam uma tensão visual quando ultrapassam o ponto de equilíbrio

Referências sagitais:

A análise dos tecidos moles numa posição padronizada ajuda a estudar o perfil de um indivíduo. Os contornos do suporte do lábio superior e inferior são determinados pela posição dos dentes anteriores e podem ser utilizados como guia para a colocação de dentes durante o planeamento de restaurações. A protrusão labial, a quantidade de proeminência do queixo, a recessão ou proeminência do nariz e o seu grau, tudo isto ajuda na análise do perfil para diagnóstico e planeamento do tratamento.

A linha E ou linha estética é uma linha imaginária que liga a ponta do nariz à parte mais proeminente do queixo no perfil, idealmente o lábio superior está 1-2 mm atrás e o lábio inferior 2-3 mm atrás da linha E. Qualquer alteração na posição da linha E indica uma anomalia na posição do lábio superior ou inferior. O principal suporte do lábio superior é dado pelos dois terços gengivais dos incisivos centrais superiores e não pelo terço incisal.

A relação dos bordos incisais maxilares com o lábio inferior é um guia para a colocação da posição e do comprimento dos bordos incisais. A pronúncia das consoantes "F" e "V" ajuda a determinar a posição dos bordos incisais. Ao pronunciar 'F' e 'V', os bordos incisais devem fazer um contacto definitivo com o bordo interno do vermelhão do lábio inferior.

Referências fonéticas:

A fonética desempenha um papel na determinação do desenho e da posição dos incisivos centrais superiores. Os sons **"F"** e **"V"** são utilizados para determinar a inclinação do terço incisal dos incisivos centrais superiores e o seu comprimento. O som **'M'** é utilizado para obter uma posição de repouso relaxada e repetido em intervalos lentos pode ajudar a avaliar a exposição incisal em posição de repouso. Os sons **'S'** ou **'Z'** determinam a dimensão vertical da fala. A sua pronúncia faz com que os dentes anteriores maxilares e mandibulares entrem em contacto próximo e determina o espaço de fala anterior.

Elementos do sorriso:

A extensão do sorriso é delineada pela curvatura do lábio superior e inferior e pela posição do ângulo da boca. Estes determinam o grau de exposição dos dentes anteriores e posteriores, da gengiva, bem como a largura do corredor bucal.

Os sorrisos podem ser classificados como **passivos, activos (moderados) e de**

gargalhada. No sorriso passivo, os lábios estão ligeiramente afastados da posição de repouso, exprimindo contentamento, paixão, desejo, surpresa, etc. No sorriso ativo, os lábios afastam-se significativamente da posição de repouso, mostrando mais dentes e até gengivas, exprimindo alegria, boas-vindas, felicidade, etc.

O riso é uma flutuação instantânea de uma posição de sorriso ativo em que os músculos faciais actuam instantaneamente, levando à exposição máxima dos dentes e das gengivas. As situações humorísticas e divertidas conduzem normalmente a esta expressão.

Lábios e linhas dos lábios:

O comprimento, a curvatura e a forma dos lábios influenciam significativamente a quantidade de exposição dos dentes durante o repouso e em função. Uma exposição dentária proeminente está associada a um sorriso jovem e a maioria dos pacientes gostaria de obter o benefício da mesma.

A linha do lábio superior ajuda a avaliar o comprimento do incisivo maxilar exposto em repouso e durante o sorriso e a posição vertical das margens gengivais durante o sorriso. A linha do lábio superior pode ser **classificada como** baixa, média ou alta, dependendo da quantidade de exposição dentária ou gengival que está disponível em repouso durante um sorriso moderado. As margens gengivais podem ser exibidas em casos de linha labial alta.

Sempre que um doente exibe facilmente as margens gengivais ao sorrir ou ao falar, pode ser registado um padrão definido da exibição gengival. Este padrão pode ser estético ou inestético. Um sorriso pode ser denominado "dentado" se forem observados mais de 6 mm de exposição incisal em posição de repouso ou "gengival" se forem exibidos mais de 3 mm de tecidos gengivais num sorriso moderado.

A linha do lábio inferior ajuda a avaliar a posição vestibulolingual do bordo incisal dos incisivos superiores e a curvatura do plano incisal

Linha do sorriso:

É uma linha imaginária que passa pelos bordos incisais dos dentes anteriores superiores. A linha do sorriso geralmente coincide ou é paralela à borda interna do vermelhão do lábio inferior.

Espaço negativo:

O espaço negativo é um espaço escuro que aparece entre os maxilares e a abertura da boca, no canto da boca, à volta da face vestibular dos dentes posteriores durante o sorriso e a gargalhada activos. A obliteração destes espaços essenciais por elementos dentários como caninos volumosos, arcadas largas ou restaurações com contornos excessivos pode levar a um sorriso pouco atrativo. O espaço negativo excessivo observado em casos de pré-molares em falta ou de posteriores colocados palatalmente e uma arcada apertada também parecem inestéticos.

Domínio do sorriso:

Os diferentes traços faciais destacam-se de forma diferente aos olhos de cada observador. Em certos casos, a caraterística mais marcante do rosto é o sorriso; são os "sorrisos dominantes".

As características distintivas observadas em pessoas com dominância de sorriso agradável que podem ser usadas como orientação para criar o mesmo são

- Os incisivos centrais superiores exibem uma presença forte pelo seu tamanho e forma, reflectindo a personalidade do indivíduo.

- Os incisivos laterais maxilares e os caninos complementam o incisivo central em termos de forma e de configuração correcta.

- Embora numericamente todas as proporções dos dentes anteriores não sigam a regra da proporção áurea, os dentes estão colocados de tal forma que aparecem em proporções adequadas uns com os outros.

- Os movimentos bem coordenados dos lábios com a restante musculatura peri-oral e as correspondentes expressões faciais harmoniosas contribuem para um rosto agradável durante o sorriso.

- A tez e a textura do rosto contrastam com a cor dos lábios, a gengiva e os dentes, levando a uma demarcação distinta entre a moldura oral e a facial.

4.   ASPECTOS PERCEPTIVOS - A ARTE DA ILUSÃO

A ilusão é uma invenção da imaginação em que se cria uma perceção de um objeto.

Fundamentos e princípios

A arte de criar ilusões consiste em alterar a perceção, para fazer com que um objeto pareça diferente do que é na realidade. Os dentes podem parecer mais pequenos, maiores, mais largos, mais estreitos, mais curtos, mais compridos, mais novos, mais velhos, masculinos ou femininos.

As linhas horizontais fazem com que o objeto pareça mais largo e as linhas verticais fazem com que o objeto pareça mais comprido. Este é o chamado **"Princípio da Linha"**.

Contorno cosmético

O contorno cosmético, por definição, é a remodelação dos dentes naturais para os tornar esteticamente agradáveis.

Nas dentições naturais, as variações observadas na forma e no tamanho dos dentes violam por vezes os rácios aceitáveis entre a largura e o comprimento, bem como a proporção áurea. Pequenos ajustes nos contornos para alterar a perceção destas proporções aumentam em grande medida a aceitabilidade estética. É indicado para dar uma aparência agradável a dentes fracturados, lascados, extrudidos, malformados ou sobrepostos.

O procedimento é contraindicado em dentes hipersensíveis, dentes com formação de esmalte fina ou defeituosa ou câmaras pulpares grandes.

A linha do lábio superior deve ser utilizada como referência para ver a quantidade de dentes que é visível quando o doente sorri. A linha do lábio inferior ajudará a criar uma linha de sorriso agradável. A visibilidade dos dentes com os lábios em repouso, quando o doente fala ou sorri, também deve ser avaliada. O dentista deve observar o doente na posição sentada e de pé.

Procedimento

O procedimento envolve uma redução mínima do dente, limitada ao esmalte. As alterações na superfície dentária do dente em causa são efectuadas através do trabalho nos ângulos da linha de transição, na altura do contorno, nos encaixes incisais e faciais e no ajuste do bordo incisal e dos ângulos. Os discos de acabamento são utilizados para abrir os encaixes incisais e os dentes remodelados são depois cuidadosamente polidos com uma pasta de diamante de grão fino, sendo recomendada a aplicação de gel ou espuma de flúor para minimizar quaisquer hipóteses de sensibilidade pós-operatória.

5. DIAGNÓSTICO ESTÉTICO E PLANEAMENTO DO TRATAMENTO

Análise total do sorriso

A análise do sorriso total é uma análise de inferência cumulativa, efectuada através da interpretação e integração de várias análises, como a análise visual, a análise do perfil espacial e a análise informática, após a realização da análise preliminar.

Análise do espaço

Ajuda o dentista a calcular a quantidade de espaço disponível durante a fase de planeamento do tratamento. O conceito consiste em medir a largura de todos os dentes e compará-la com o espaço presente na arcada. Isto determina se o espaço disponível para restaurações e dentes naturais é menor ou maior do que o necessário.

Os espaços desproporcionados podem dever-se a discrepâncias no tamanho do maxilar e dos dentes, dentes malformados, dentes em falta, dentes mal alinhados, etc. A análise do espaço fornecerá uma diretriz ou um quadro de trabalho dentro do qual o dentista estético tem de planear cada restauração.

As correcções das inclinações labio-linguais e rotações dos dentes através de procedimentos de restauração resultarão numa alteração da relação espaço largura devido à alteração das angulações envolvidas.

Pode não ser possível fazer coincidir todos os dentes de ambos os lados da linha média devido a restrições de espaço ou morfológicas, mas, para dar preferência, devem ser coincididos tanto quanto possível, começando na linha média e prosseguindo em direção aos caninos. A simetria e a dominância dos incisivos centrais, sendo um elemento importante do sorriso agradável, não devem ser comprometidas na medida do possível.

Para quaisquer alterações propostas que possam envolver alterações na largura dos dentes anteriores, deve ser seguida a lei da proporção áurea. Isto permite ao dentista planear quaisquer manipulações de espaço para as restaurações em termos de ilusões, alterações reais da posição dos dentes, tais como rotações, sobreposições, espaçamento, etc.

Análise do perfil

Ao examinar o perfil do doente, o perfil normal é referido como ortognático reto. Qualquer desvio em relação a este perfil deve ser registado e considerado no planeamento do tratamento. O exame do perfil pode ser efectuado no plano antero-posterior ou no plano vertical.

Análise informática

As radiografias e as imagens fotográficas têm sido utilizadas como uma ajuda essencial no diagnóstico, manutenção de registos, comunicações e planeamento de tratamentos. A tecnologia assistida por computador alargou o âmbito de aplicação, bem como melhorou a utilidade das radiografias e fotografias no domínio dentário. As novas câmaras intra-orais com suporte digital e as radiografias são ferramentas indispensáveis no consultório dentário estético.

Fornecem imagens ampliadas dos resultados fotográficos e radiográficos no ecrã, sem a necessidade de cópias impressas de fotografias ou radiografias, com múltiplas ampliações e em vários ângulos, para que o dentista e o paciente possam avaliar e visualizar a condição intra-oral numa perspetiva diferente. As modalidades de tratamento propostas podem ser realizadas sem que o tratamento seja efetivamente realizado.

Num caso particular, a melhoria estética com uma alteração de disposição, forma, formato ou cor pode ser demonstrada rapidamente. Assim, a análise por computador pode ser utilizada como uma referência rápida que pode orientar as futuras criações artísticas que o dentista pode considerar. No entanto, os parâmetros oclusais não podem ser abordados sem dispositivos adequados e, por conseguinte, o aspeto tridimensional real da alteração não pode ser aplicado sem erros. Prometer aos pacientes resultados próximos dos que são vistos através de uma análise computorizada pode levar à insatisfação e, por isso, o dentista deve considerar outros meios de diagnóstico antes de conceber planos de tratamento definitivos.

6.   PAPEL DA TECNOLOGIA NA MUDANÇA DO SORRISO

As novas tecnologias ajudam-nos a prever os resultados finais. Podem ser incorporadas as seguintes ferramentas de alta tecnologia:

<u>1 Câmara de vídeo oral suplementar:</u>

_ Permite obter um registo pormenorizado do rosto do doente enquanto se move e fala. É uma ferramenta muito mais útil do que uma fotografia fixa. Pode registar o doente em vários estados de espírito e gestos e dar-nos pormenores minuciosos que o doente pode desconhecer. Isto pode ser mostrado ao doente com a ajuda de imagens computorizadas. Podem ser aplicados diferentes sorrisos e perfis ao rosto do doente e pode ser dada ao doente a oportunidade de escolher o melhor desenho de sorriso.

<u>2) Câmara de vídeo intra-oral:</u>

<u>É uma </u>unidade fácil de utilizar, concebida com fiabilidade, desempenho e qualidade de imagem. O exame intra-oral de todos os ângulos com os mais pequenos detalhes pode ser visualizado a uma distância de 2 mm do dente. Podemos explicar certas condições e opções de tratamento com muito mais exatidão do que com esboços, espelhos e raios X. As câmaras intra-orais podem ser integradas num sistema de imagiologia computorizada para captar as imagens detalhadas da cavidade oral do paciente. Estas imagens podem ser modificadas de acordo com as opções de tratamento propostas e mostradas ao paciente. Com um simples clique no rato, um determinado dente pode ser alongado ou alargado, cujo efeito pode ser mostrado ao paciente para aprovação.

4) T- Scan e Radiografia Digital

Ao utilizar este exame, é possível determinar a largura vestibulolingual dos maxilares, bem como a localização de características anatómicas, como o canal mandibular e o seio maxilar, o que é útil ao colocar um implante na posição estética.

5) CAD/CAM

A tecnologia CAD/CAM (desenho assistido por computador/ fabrico assistido por computador) pode ajudar a conceber facetas e coroas para melhorar o sorriso. A chamada "maquete" de um tratamento cosmético planeado também se tem revelado bastante útil. Também permite ao médico visualizar os resultados pretendidos e resolver potenciais problemas antes de efetuar o tratamento ao paciente.

6) Lasers

O laser dentário utiliza um feixe de luz em vez de um bisturi para efetuar cirurgias delicadas como o alongamento da coroa/gingivectomia e gengivoplastia.

As vantagens deste procedimento são

a) Hemorragia controlada que proporciona um campo de operação seco e, por conseguinte, uma excelente visibilidade.

b) Redução do tempo de operação e redução do inchaço e da dor no pós-operatório
e cicatrizes.

7) Imagem por computador

Melhora a comunicação entre o doente e o dentista, permitindo que ambos visualizem, avaliem e cheguem a acordo sobre o tratamento. Permite "ver" vários aspetos antes de decidir sobre o tratamento.

9) Tecnologia de abrasivos

Nesta técnica, é utilizado um jato de ar com micro partículas abrasivas para remover as áreas manchadas. É indolor, mais rápida e não requer o uso de anestesia. Pode ser utilizada em qualquer quadrante para qualquer profundidade de cárie sem danificar a estrutura dentária saudável. Após a remoção das áreas manchadas, a estrutura do dente pode ser reconstruída com compósito.

Também é útil durante as reparações de restaurações de compósito ou porcelana existentes, porque torna estas superfícies rugosas, permitindo que os materiais reparadores as unam mais fortemente.

Considerações oclusais

O dentista estético tem um grande desafio ao lidar com situações de restauração na boca em que as considerações oclusais são críticas. Os dentes maxilares e mandibulares, naturais e restaurados, devem ter uma relação de contacto funcional óptima, resultando numa distribuição uniforme da carga em posições estáticas e dinâmicas, levando a um trauma mínimo dos dentes e das estruturas de suporte. Isto requer um conhecimento profundo do sistema estomatognático, que inclui a articulação temporomandibular, os ligamentos, a musculatura relacionada e a dentição e os seus movimentos tridimensionais coordenados.

Conceito de oclusão

Um conhecimento profundo dos vários conceitos de articulação, acompanhado da aplicação dos mesmos, é obrigatório para uma reabilitação restauradora bem sucedida.

Os vários conceitos de oclusão são

- Oclusão bilateral equilibrada

- Função de grupo ou oclusão unilateral equilibrada

- Oclusão mutuamente protegida

Em reabilitações grandes ou complexas com próteses fixas, deve ser seguido um método sequencial e correto de registo das relações do maxilar, uma vez que qualquer erro seria ampliado no resultado final. Isto seria prejudicial para a sobrevivência dos tecidos circundantes e da restauração. O eixo de articulação da mandíbula deve ser registado com um arco facial cinemático e transferido para um articulador totalmente ajustável. O arco facial arbitrário do eixo da dobradiça é útil para o trabalho de rotina e proporciona uma relação aproximadamente exacta (erro de 5 mm). A relação cêntrica correcta e os registos interoclusais protrusivos e laterais são efectuados em materiais rígidos e os articuladores são ajustados em conformidade. A orientação incisal correcta é calculada e ajustada. Esta abordagem lógica e sistemática garante um erro mínimo.

Forças sobre a dentição

A dentição é influenciada por vários factores, como a posição dos dentes na arcada, a dinâmica mastigatória, a relação com a arcada oposta, a relação coroa/raiz, a direção, a duração, a frequência e o carácter das forças durante os movimentos mandibulares funcionais e os hábitos parafuncionais. A musculatura peri-oral e a língua exercem uma força constante sobre os dentes. Estas forças são mais leves e na direção horizontal. A deglutição também exerce forças de forma contínua ao longo do dia. A musculatura peri-oral e a língua exercem uma força constante sobre os dentes. Estas forças são mais leves e na direção horizontal. A deglutição também exerce forças numa base contínua ao longo do dia. As forças naturais mais pesadas exercidas sobre os dentes ocorrem durante a mastigação e são principalmente direccionadas perpendicularmente ao plano oclusal na região posterior. São exercidas com pouca frequência e durante um curto período de tempo ao longo do dia.

<u>Movimentos parafuncionais</u>:

São identificadas como uma causa de desgaste oclusal e de forças excessivas. A parafunção pode estar relacionada com factores locais, como a má oclusão, ou com factores sistemáticos, como a

factores como a paralisia cerebral, a epilepsia e podem também estar relacionados com o stress ou a profissão. O bruxismo, o cerramento e o impulso da língua são as parafunções importantes que o dentista deve considerar na fase de planeamento do tratamento.

<u>Bruxismo</u>: A reabilitação destes casos envolve não só a eliminação dos factores causais,

mas também o estabelecimento de uma orientação incisal anterior correcta para eliminar todos os contactos posteriores durante as excursões mandibulares.

Cerramento: é a força exercida de uma superfície oclusal para outra sem movimento. Estas forças são direccionadas mais verticalmente para o plano de oclusão na região posterior da boca. O frémito é frequentemente encontrado no paciente com apertamento. Trata-se de uma força de tipo vibratório sentida com um dedo mantido em contacto com a face de um dente enquanto o paciente bate os dentes. É observada clinicamente em muitos dentes com erosão cervical e, se a oclusão for cuidadosamente avaliada, mostra sinais de forças excessivas. Este defeito cervical é designado por abfracção cervical. Durante a gestão destes defeitos cervicais, é necessário considerar ajustes oclusais juntamente com métodos de restauração adesivos para um sucesso a longo prazo.

Impulso parafuncional da língua: É uma força não natural da língua que pode exercer uma força horizontal anormal sobre os dentes anteriores.

7.   PLANEAMENTO E SEQUÊNCIA DE TRATAMENTOS ESTÉTICOS

A sequência do tratamento é uma parte integrante do planeamento do tratamento. Trata-se de uma distribuição faseada dos procedimentos de tratamento que será programada ou registada tendo em conta os períodos de cura, a conveniência do doente, as modalidades de tratamento interdisciplinares e é a caraterística fundamental de uma execução meticulosa do tratamento.

Embora alguns problemas básicos periodontais, pulpares e temporomandibulares sejam tratados na fase inicial da terapia, pode ser necessário um tratamento periodontal ou pulpar mais definitivo durante a fase de terapia definitiva. Certos casos que envolvam pinos endodônticos ou implantes, etc., na zona estética podem constituir um desafio para o dentista em termos de restaurações provisórias adequadas que não interfiram com o processo de cicatrização.

Maquete

As maquetas são feitas por razões de diagnóstico durante a fase de planeamento do tratamento, bem como para fins de referência durante a fase de tratamento. Para os casos que requerem uma correção estética importante, envolvendo muitos dentes anteriores, o dentista pode trabalhar na disponibilidade de espaço e na atribuição de cada dente na maquete, mesmo antes de proceder à preparação dos dentes.

Uma pré-visualização cosmética com a ajuda de resinas compostas é o procedimento mais fácil e mais rápido para ajudar o dentista no diagnóstico, no planeamento do tratamento e na criação de referências durante a execução do tratamento.

As superfícies dos dentes podem ser construídas para determinar a mudança de posição dos dentes desejada na fase de restauração final. O dentista pode mostrar esta pré-visualização ao paciente e obter a sua opinião relativamente à posição do dente, cor, forma, etc.

A oclusão geralmente restringe a facilidade de restauração em muitos casos.

Os incisivos inferiores devem ser cuidadosamente examinados e os contactos da face palatina dos dentes superiores devem ser marcados. Os movimentos funcionais da boca também podem ser verificados nesta altura para determinar quaisquer potenciais obstruções ou dificuldades de oclusão que possam surgir na altura do tratamento. Poderá ser necessário efetuar alguns ajustes nos bordos incisais dos incisivos mandibulares antes de proceder à correção estética dos maxilares anteriores.

Nos casos que requerem a redução da estrutura dentária, como nos dentes sobrepostos, um enceramento de diagnóstico seria mais benéfico, uma vez que a redução necessária dos dentes pode ser efectuada nos moldes de estudo e pode ser utilizado um enceramento colorido adequado para visualizar o resultado final e o desenho da preparação.

Nos casos que requerem o encerramento de espaços e em que pode ser necessário o alongamento da coroa para melhorar a relação largura/comprimento das restaurações finais, pode ser facilmente utilizada uma pré-visualização de compósito. Antes dos procedimentos de alongamento da coroa, a extensão da gengivectomia e o contorno exato a ser estabelecido no aspeto facial são determinados pela localização do comprimento gengival após a colocação da restauração final. Assim, é utilizada uma pré-visualização de compósito para determinar o contorno gengival e a gengivectomia é efectuada de acordo com esta referência. Uma vez atingido o alongamento da coroa e após um período de cicatrização suficiente, é colocada uma faceta de compósito ou cerâmica para obter o resultado final desejado.

8. COR

Dimensões da cor

A cor não pode ser percebida sem luz, que é uma forma de energia electromagnética visível ao olho humano. O espetro visível da luz situa-se numa faixa estreita de 380nm a 760nm. Tem a capacidade de estimular as células da retina que são interpretadas pelo cérebro, discernindo o sentido da cor.

Clark afirmou que "a cor, tal como a forma, tem três dimensões". Matiz, que é o nome da energia radiante, Croma, que é a saturação da matiz e valor, que é a claridade ou escuridão relativa da cor. Uma vez que a correspondência de cores clínicas depende da capacidade do dentista para perceber a diferença na comparação do guia de cores dos dentes, é fundamental compreender completamente as dimensões da cor.

O sistema de ordem de cores Munsell é o que melhor serve as necessidades da profissão dentária na sua tentativa de visualizar e organizar a cor.

<u>Tonalidade</u>: Nas palavras de Munsell, "É a qualidade pela qual distinguimos uma família de cores de outra".

Geralmente, existem seis famílias de tonalidades. Violeta, azul, verde, amarelo, laranja e vermelho. Por exemplo, no guia de tonalidades Vita existem quatro tonalidades A, B, C e denotando castanho avermelhado, amarelo avermelhado, cinzento e cinzento avermelhado, respetivamente. <u>Croma</u>: Nas palavras de Munsell, "é a qualidade pela qual distinguimos uma cor forte de uma fraca. "Os dentes humanos situam-se na área do amarelo ao vermelho-amarelo do sistema de ordem de cores de Munsell. As cores pálidas têm um croma baixo, enquanto as cores intensas têm um croma alto

<u>Valor</u>: O valor ou brilho é a escuridão ou brancura relativa da cor. Numa escala de preto para branco, o branco tem um "valor alto", o preto um "valor baixo" e a meio caminho entre o preto e o branco está o cinzento médio. O valor é a única dimensão da cor que pode existir por si só.

<u>Opacidade e Translucidez:</u>   Quando a luz incide sobre uma superfície, esta é totalmente

reflectida, totalmente absorvida ou uma combinação de ambas. Os objectos opacos reflectem toda ou a maior parte da luz que incide sobre eles, enquanto os objectos transparentes transmitem toda a luz que incide sobre eles.

Quando parte da luz que incide num objeto é transmitida, enquanto a restante é dispersa, a propriedade do objeto é conhecida como translucidez. Esta propriedade diminui com o aumento da dispersão nos materiais.

A translucidez, de facto, é a relação espacial tridimensional ou a representação do valor. Os dentes altamente translúcidos tendem a ter um valor mais baixo, uma vez que permitem a transmissão de luz através dos dentes, enquanto os dentes opacos têm um valor mais elevado.

Podem existir diferenças na translucidez entre dentes e intra-dentes. A sua extensão pode variar consoante a idade do doente devido às alterações degenerativas e reparadoras do esmalte e da dentina. Para imitar os dentes naturais, a utilização eficaz de materiais de restauração deve depender em grande medida deste efeito translúcido.

Metamerismo

A alteração da perceção da cor de dois objectos sob diferentes fontes de luz é designada por metamerismo. Por exemplo, um dente com um guia de cores corresponde ao dente natural sob luz incandescente, mas não sob luz fluorescente. Este facto pode ser atribuído à diferença na energia radiante de dois comprimentos de onda de luz diferentes.

A normalização das condições de iluminação durante a correspondência de hade diminui o efeito do metamerismo.

Fluorescência

A emissão de luz por um objeto com um comprimento de onda diferente do da luz incidente é designada por fluorescência. A emissão pára imediatamente após a remoção da luz incidente. Os dentes fluorescem com um estímulo na gama de 340nm a 410nm. Este espetro situa-se na gama do azul. Assim, de acordo com os princípios da cor aditiva, a luz azul emitida actua com o amarelo do dente para produzir um dente mais branco. Os pigmentos fluorescentes incorporados nas restaurações de cerâmica pelo ceramista e nas restaurações de compósito pelos fabricantes podem assim ser utilizados com vantagem para alterar a perceção do resultado final.

Brilho: O brilho é uma propriedade ótica associada a uma superfície lisa que produz uma aparência de superfície lustrosa, reduzindo assim o efeito das diferenças de cor. Aumenta o brilho (valor0 do resultado final.) Em medicina dentária, ao contrário das cores espectrais, os materiais de restauração têm cores de pigmento incorporadas.

Perceção da cor.

A perceção da cor envolve muitos aspectos fisiológicos , fisiológicos e fisiológicos

A fonte de luz.

A fonte de luz tem a cor da luz emitida e é descrita em temperatura de cor (Kelvin.). O ambiente de iluminação faz diferenças significativas na perceção da cor. Os dentes e o guia de cores devem estar suficientemente iluminados. A luz reflectida por uma superfície brilhante obscurece a perceção da luz pelo observador. As sombras devem ser eliminadas porque reduzem a luz disponível e escondem os pormenores.

O operador dentário pode ser iluminado por uma combinação de luz solar natural e luz artificial, podendo a luz artificial ser incandescente (predominantemente) azul.

Além disso, a relação entre a luz de trabalho (que incide diretamente sobre a área de trabalho) e a luz ambiente (proveniente do ambiente circundante), conhecida como relação de contraste, deve ser superior a 3:1, mas inferior a 10:1. Isto pode ser conseguido medindo regularmente a intensidade da luz, limpando os difusores e as fontes de luz ou substituindo-os quando a sua vida útil terminar.

O observador

O estímulo da luz atravessa a córnea, o cristalino, os humores aquoso e vítreo e atinge os cones e os bastonetes do olho. Os cones funcionam para a visão diurna e a perceção das cores, ao passo que os bastonetes são sensíveis à quantidade de luz percebida. Estes estímulos são depois enviados para o cérebro, onde são calculados e interpretados como cor. Esta complexidade da cor é ainda modificada pelo desenvolvimento embrionário do cérebro, pelo processo de envelhecimento, por aberrações da visão cromática como o daltonismo, o dicromatismo, a fadiga mental e a ingestão de drogas.

<u>O objeto</u>

A qualidade da cor de um objeto (o dente) depende da sua capacidade de absorver, refletir, transmitir ou refratar a energia luminosa que incide sobre ele. O ambiente circundante influencia muito a cor. O teto e as paredes reflectem a luz e não devem ser pintados com cores brilhantes. Devem ser seleccionadas cores neutras como o cinzento ou o branco.

<u>Efeitos de contraste</u>

O fundo afecta consideravelmente a perceção da cor. Devem ser compreendidos os diferentes efeitos de contraste que alteram a visão da cor.

<u>Contraste simultâneo</u>

É visualizado quando dois objectos são vistos ao mesmo tempo. O contraste claro ou escuro pode ser correlacionado com o ambiente circundante, como o tom de pele, a cor do cabelo e o brilho dos tecidos moles adjacentes e dos dentes. Assim, devem ser escolhidos tons mais claros para os doentes com tons claros e tons mais escuros para os doentes com tons pigmentados

.

<u>Contraste real</u>

É influenciada pelo tamanho e pelo croma do dente. Um dente mais brilhante parece maior, enquanto um dente mais escuro da mesma dimensão parece mais pequeno.

Seleção da sombra

A seleção da cor é um procedimento complexo devido às variações e diferenças nas propriedades ópticas da nova geração de materiais de restauração cosmética. Pode ser bem conseguida através da compreensão dos fundamentos da cor e da adoção de uma metodologia adequada de correspondência de cores. A comunicação eficaz com o laboratório, o fabrico preciso e o acabamento meticuloso da restauração afectarão a cor da restauração final.

<u>Sequência de seleção da sombra</u>

Quaisquer procedimentos de modificação da cor, como o branqueamento ou a microabrasão, devem preceder a seleção da cor depois de garantir a sua estabilização.

- Efetuar a seleção de cores no início do procedimento, bem como em diferentes consultas (diagnóstico, profilaxia, etc.) e verificar estas observações.

- Ver os doentes ao nível dos olhos. O operador deve colocar-se entre a fonte de luz e o doente.

☐ Num ambiente contrastante, as cores parecem mais intensas e brilhantes. Por isso, é aconselhável pedir ao paciente para remover a cor artificial dos lábios.

Colocar os separadores o mais próximo possível da área que está a ser controlada.

☐ Humedecer o separador e eliminar a pior correspondência.

☐ Avaliar o valor (superior para inferior). O valor é o fator mais importante na correspondência de tonalidades. Se o valor se misturar, as pequenas variações de tonalidade e croma não serão perceptíveis. O valor deve ser combinado com os olhos meio fechados.

☐ Após o valor, marcar a translucidez

☐ Combine o croma (mais ou menos saturado) e, por fim, o matiz, por esta ordem.

Para evitar a sensibilidade às tonalidades, é efectuada uma observação rápida durante 5 segundos (não mais de 20 segundos). Desviar o olhar; de preferência, olhar para uma superfície azul, o que readaptará a visão à parte amarela alaranjada do espetro.

☐ Combinar antes da preparação dos dentes, uma vez que a preparação desidrata e muda de cor devido aos detritos da preparação.

☐ Fazer coincidir a patilha com o dente oposto.

O metamerismo complica a correspondência de cores, uma vez que os separadores têm um aspeto diferente sob diferentes fontes de luz. A melhor abordagem é utilizar três fontes de luz: luz fluorescente branca fria, lâmpada incandescente de laboratório e luz do dia, se possível. Em caso de dúvida, selecionar sempre o valor mais elevado e o croma mais baixo, uma vez que é fácil diminuir o valor e aumentar o croma

☐ Os separadores de cor de lotes diferentes nem sempre coincidem; por isso, é aconselhável enviar ao técnico o separador de cor selecionado.

☐ Tomar uma decisão relativamente à translucidez relativa, à área de hipocalcificação, ao aumento da saturação, à textura da superfície das linhas de fissura e a outras caracterizações. Fazer um desenho da superfície facial e registar graficamente todas as informações do doente.

9.   BRANQUEAMENTO DENTÁRIO

O branqueamento é um dos procedimentos dentários electivos mais procurados para iluminar um sorriso. É um tratamento simples, rápido e eficaz para mudar os tons mais escuros dos dentes para tons mais claros.

Química do branqueamento

O processo de branqueamento baseia-se na oxidação do agente de branqueamento. A oxidação é o processo químico pelo qual os materiais orgânicos são convertidos em dióxido de carbono e água. A reação de oxidação-redução que tem lugar no processo de branqueamento é designada por reação redox.

O branqueamento transforma lentamente a substância orgânica do dente manchado em intermediários químicos de cor mais clara do que a cor original do dente. Numa reação redox, o peróxido (agente oxidante) possui radicais livres com electrões desemparelhados, que cede, tornando-se reduzido. As estruturas do dente manchado aceitam estes electrões e tornam-se oxidadas, reduzindo assim os corantes orgânicos. Os radicais livres produzidos pelos peróxidos são o peridroxilo e o oxigénio nascente. Destes, o peridroxilo é um radical livre mais potente, responsável por uma melhor ação de branqueamento.

A fim de promover a formação de radicais peridroxilo, o peróxido é tamponado para um intervalo de pH de 9,5 a 10,8. O tamponamento proporciona uma maior quantidade de radicais peridroxilo, o que resulta num melhor efeito de branqueamento.

Os materiais de branqueamento mais comuns utilizados são o peróxido de hidrogénio e o peróxido de carbamida. O peróxido de carbamida decompõe-se primeiro em peróxido de hidrogénio que, por sua vez, liberta os radicais livres acima mencionados. Ao contrário do peróxido de hidrogénio, o agente branqueador de peróxido de carbamida tem de permanecer em contacto com os dentes durante um período de tempo mais longo para obter uma eficácia completa da reação. O peróxido de carbamida é menos irritante para os tecidos gengivais, pelo que é melhor tolerado pelos pacientes quando utilizado como agente de branqueamento caseiro.

Mecanismo de branqueamento

Na presença de humidade e de resíduos superficiais no dente, a ionização pelo peróxido de hidrogénio ocorre por decomposição em água e oxigénio nascente, que é um radical fraco, tornando o peróxido ineficaz como agente de branqueamento. Por isso, é importante ter os dentes secos e sem superfície.

O aumento da temperatura, a maior concentração de peróxido e a duração da exposição da estrutura dentária ao peróxido no processo de oxidação conduzem a um maior grau de alteração da cor.

Ponto de saturação

A utilização prolongada de um agente branqueador faz com que a ação de branqueamento abrande para além de um determinado ponto durante o tratamento. Este é o ponto de saturação. O branqueamento, se continuar, começa a quebrar rapidamente a estrutura inorgânica do esmalte. O branqueamento deve, portanto, ser interrompido no ponto de saturação ou antes dele.

Se o branqueamento for efectuado para além do ponto de saturação, manifesta-se clinicamente um aumento da porosidade na superfície do dente. Recomenda-se a aplicação de flúor e a não aplicação de agentes branqueadores para permitir a remineralização do esmalte.

Procedimento de branqueamento

Utilização de heroína concentrada ou solução de peróxido de carbamida disponível em concentrações padrão de 35%. Numa técnica descrita como "técnica de consultório assistida", o peróxido de carbamida a 35% é colocado numa moldeira durante 45 minutos, após seguir os protocolos exigidos. Alguns materiais de branqueamento estão disponíveis numa combinação de peróxido de hidrogénio e peróxido de carbamida em concentrações de 20% e 16%, respetivamente.

Preparação dos tabuleiros

O procedimento de branqueamento é recomendado para o número de dentes presentes no sorriso ativo do paciente. Reservatório de 1 milímetro para o gel de branqueamento. Sobre o molde modificado é feita uma matriz vacuforme macia e transparente de 0,035" de espessura. A matriz é cuidadosamente cortada para cobrir apenas as coroas clínicas. O contacto do gel de branqueamento com a gengiva marginal pode resultar em irritação dos tecidos, pelo que as moldeiras vacuuform devem ter um selamento marginal para eliminar o contacto do gel de branqueamento cáustico com a gengiva.

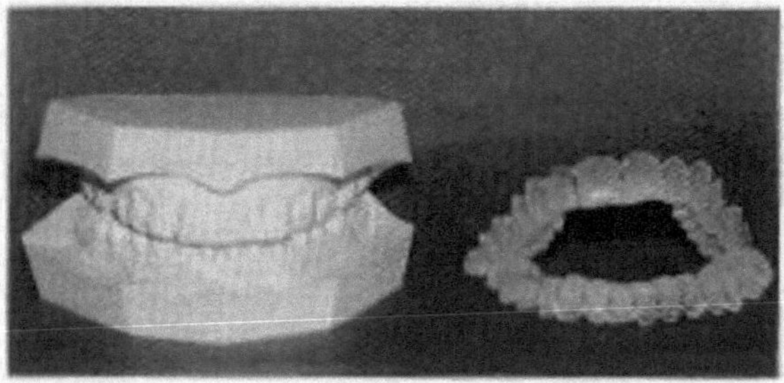

Isolamento dos dentes

É obrigatório o isolamento adequado da zona com rolos de algodão ou diques de borracha.

A superfície gengival é limpa e suficientemente seca.

Gravura da superfície do dente

Cada dente é condicionado na superfície labial durante 10 a 20 segundos utilizando ácido ortofosfórico a 32% - 37%. Este passo remove quaisquer manchas superficiais da superfície e aumenta a penetração da solução de branqueamento na superfície do dente, produzindo uma maior redução das manchas. O condicionamento excessivo provoca a desmineralização da matriz do esmalte, levando a irregularidades na superfície e causando sensibilidade.

Aplicação do material de branqueamento

Os materiais de branqueamento são lentamente colocados nas moldeiras de vacuufrom de modo a espalharem-se por toda a superfície labial dos dentes a branquear. As moldeiras são mantidas no local durante um período médio de 30 minutos, consoante o tipo de material utilizado e as recomendações do fabricante.

Micro-acabamento e polimento

Após o branqueamento, os dentes são microacabados com discos abrasivos finos. O polimento final é efectuado com óxido de alumínio ou diamante de grão fino.

Branqueamento em consultório de dentes não vitais

Os dois agentes mais utilizados para o branqueamento de dentes não vitais são o peróxido de hidrogénio e o perborato de sódio.

Branqueamento caseiro

O branqueamento pode ser efectuado em casa pelo paciente. A técnica de branqueamento caseiro envolve a aplicação de um agente branqueador através da utilização de moldeiras de vácuo. O agente branqueador frequentemente utilizado é o peróxido de carbamida a 10% - 15%.

Branqueamento em relação a restaurações coladas

Foi determinado em estudos clínicos que a força de ligação do compósito ao esmalte é reduzida quando o dente é branqueado. A principal causa para a redução da força de adesão é a presença de peróxido residual ou oxigénio, que interfere com a polimerização dos sistemas de ligação de resina e materiais de restauração. Quaisquer restaurações coladas nos dentes branqueados têm de ser efectuadas após um período de duas semanas.

Microabrasão do esmalte

A abrasão com pedra-pomes de ácido clorídrico *18%) pode remover opacificadores de esmalte branco, defeitos multicoloridos e muitas manchas e estrias de esmalte castanho, laranja e amarelo, independentemente da etiologia. Estas manchas podem ser eliminadas com uma perda insignificante de esmalte se a mancha estiver limitada a uma camada fina da superfície do dente (aprox. 0,5 mm). Este procedimento pode ser utilizado independentemente ou antes do branqueamento para obter resultados óptimos.

Tratamento de dentes manchados de fluorose

Uma solução de éter anestésico, ácido clorídrico e peróxido de hidrogénio pode também ser utilizada para branquear dentes com manchas de fluorose. O éter anestésico remove os resíduos da superfície, o ácido clorídrico corta o esmalte e o peróxido de hidrogénio branqueia-o.

10. ESTÉTICA COM COMPÓSITOS

Considerações sobre a conceção de preparos para dentes anteriores.

O desenho da preparação para restaurações anteriores em compósito deve incluir a eliminação da cárie, a função e a longevidade, e a previsibilidade estética.

Função e longevidade

Uma análise pré-operatória da oclusão é crucial para determinar as extensões palatinas e o comprimento aceitável em restaurações anteriores superiores. A verificação das excursões laterais e protrusivas dará uma ideia da distância palatina a que a restauração final pode ser colocada. Os investigadores descobriram que um mínimo de 1,5 mm - 2 mm da espessura do compósito é essencial para dar resistência suficiente ao material. Deve ser feito um esforço consciente para deixar pelo menos 2 mm de espessura de compósito nas margens para uma boa adaptação marginal e retenção em restaurações maiores.

Previsibilidade estética

Após a eliminação da cárie e a determinação da extensão da preparação necessária para a função e longevidade, as preparações são avaliadas e, se necessário, redefinidas. O desenho da preparação é alargado para permitir uma transição suave da cor da restauração de compósito para o resto do dente. Isto permite que as restaurações atinjam a excelência estética.

Para criar uma forma, tonalidade e textura adequadas para o dente e otimizar a função, todos os desenhos de preparações de cavidades devem ter uma extensão para função e estética (EFE).

A EFE assegura que a margem da restauração se sobrepõe aos defeitos.

<u>As vantagens estéticas são :</u>

- Mascaramento bem sucedido do defeito

- Melhor adaptação marginal

- Transição natural de cor entre o compósito e o dente

- Facilidade de acabamento e texturização

EFE e colocação de compósito para dentes mal alinhados

A preparação em dentes mal alinhados é típica e depende do grau de rotação e angulação exibido pelos dentes e, por conseguinte, não pode ser colocada uma camada uniforme de compósito para tratar esses dentes. A utilização eficaz de compósitos opacos em áreas sem dentes ou com uma estrutura palatina fina melhora a mistura da restauração. A criação de características de superfície e a colocação eficaz dos ângulos de transição na superfície facial podem ajudar a ultrapassar a deficiência na redução dos dentes.

EFE e colocação de compósito para fechar espaços

O diastema pode manifestar-se devido a microdontia, discrepância entre o tamanho do dente e o rebordo disponível e também devido a variações na morfologia do dente. Embora alguns espaços naturais possam ser estética e foneticamente aceitáveis, outros não o são e necessitam de procedimentos de restauração correctiva. No entanto, nos casos em que o tamanho dos dentes é normal e ainda existe um diastema, recomenda-se a criação de restaurações utilizando princípios de ilusão.

Quando um diastema é pequeno, até 2 mm, não é necessário efetuar preparações dentárias. A espessura mínima do compósito pode ser moldada adequadamente, especialmente na região cervical, para permitir uma boa manutenção. No entanto, nos casos de um diastema moderado entre 2-4mm, o EFE deve ser efectuado na curvatura proximal da superfície vestibular do dente. A preparação da extensão está próxima da margem gengival e segue o contorno da papila interdentária para terminar no ângulo da linha palato-proximal. A preparação tem a forma de uma depressão, que proporciona uma paragem definitiva e é feita com uma broca de chanfrar.

O desenho da preparação assegura a adaptação de um volume suficiente do compósito na margem gengival, criando contornos favoráveis à saúde gengival. A extensão labial permite uma mistura suave na interface do compósito com o dente, enquanto a extensão palatina proporciona estabilidade e retenção. Em casos com diastemas superiores a 4 mm, pode ser necessária uma preparação semelhante associada ao recontorno da outra superfície proximal do dente para manter as proporções e a forma do dente. Os diastemas são limados num dente de cada vez. É efetivamente utilizada uma matriz de celuloide para obter o contorno desejado

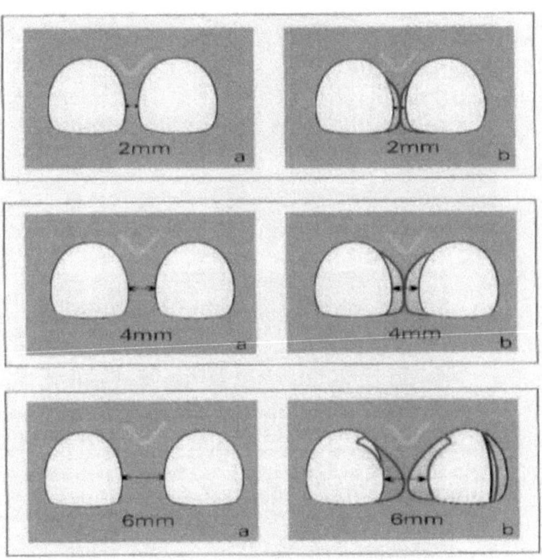

EFE e colocação de compósitos em defeitos cervicais

Os defeitos cervicais são causados por cáries, abrasão, erosão ou abfracção e uma combinação dos mesmos. Embora o tratamento destes defeitos envolva procedimentos semelhantes, a sua proximidade com a gengiva dificulta a restauração. Antes de qualquer preparação, é colocado um cordão gengival no sulco para permitir um acesso adequado ao defeito e para manter afastado o fluido sulcular ou o sangue das margens da cavidade. Uma vez que as forças de ligação com o cemento são fracas, não é recomendado nenhum bisel adicional na região cervical nos casos em que a base está no cemento.

É utilizada uma broca redonda para desbastar a superfície da cavidade e é colocado um bisel longo no bordo oclusal da cavidade. Após o condicionamento, o cordão é trocado e é aplicado adesivo de ligação seguido de compósito fluido que é utilizado como camada intermédia. O cordão gengival é removido após a conclusão da obturação para facilitar o acabamento e o polimento. A oclusão é ajustada, especialmente os contratos excêntricos, para tratar de abfracções primárias ou secundárias. Utilizam-se diamantes finos ou carbonetos para o acabamento das margens.

<u>Gestão de tecidos</u>

O sucesso das restaurações de compósito depende não só da conceção da preparação, dos procedimentos de ligação, da qualidade do material de restauração e da perícia do dentista, mas também depende em grande medida da minúcia do isolamento. O maior desafio envolvido na criação de restaurações de compósito previsíveis perto das margens gengivais é conseguir a hemostase e o controlo do fluido sulcular. Por conseguinte, a gestão dos tecidos torna-se um elemento integral destes procedimentos.

Em caso de contaminação do compósito por sangue, os pigmentos sanguíneos que contêm ferro ou sulfato férrico migram entre o compósito e a superfície do dente ou entre diferentes camadas de compósito. Estes pigmentos escurecem e são visíveis como uma descoloração castanha-escura nas restaurações. A contaminação salivar, bem como a entrada de fluido crevicular na preparação, pode causar falhas de ligação nestas áreas, levando ao fracasso da restauração.

Os cordões de retração deslocam a gengiva e mantêm o sangue e o fluido suclurlar afastados, permitindo um acesso adequado com contaminação durante a colocação e o acabamento dos compósitos. Nos casos em que o desenho da cavidade está próximo da margem gengival, a técnica de dupla retração pode ser utilizada eficazmente. Os cordões impregnados de adstringente devem ser utilizados com precaução, uma vez que qualquer adstringente residual pode potencialmente contaminar os dentes a serem colados, causando uma falha na colagem.

Combinação de sombras

A seleção da cor é feita seguindo o protocolo padrão com referências ao terço incisal, ao terço médio e ao terço cervical do dente. A singularidade dos compósitos permite efetuar um teste de cor piloto para reconfirmar os atributos de cor antes das restaurações finais. O teste de cor piloto é efectuado utilizando uma cor selecionada num volume de 1,5 mm a 2 mm no dente em questão e num dente contra-lateral ou num dente guia. O compósito é então polimerizado e acabado e a exatidão da correspondência de cor é confirmada. Quaisquer alterações no valor, transluência e croma são registadas e a cor é alterada, se necessário.

Três etapas processuais para acabamento e polimento

Redução grosseira, contorno, definição das margens. Para estes fins, pode ser utilizado um abrasivo de diamante de grão fino ou uma broca de acabamento de carboneto de tungsténio (abrasivos de tamanho 100 pm)

O acabamento intermédio é utilizado para reduzir os riscos deixados pela redução grosseira e para misturar todas as superfícies entre si, mantendo intacta a orientação dos vários planos faciais (menos de 100 pm mas mais de 15-20 pm de tamanho de partícula).

O polimento abrasivo final confere às restaurações um efeito semelhante ao do esmalte.

São utilizados dispositivos abrasivos soltos, discos, pastas com tamanho de partícula inferior a 20pm.

11. ESTÉTICA COM CERÂMICA

Folheados laminados de cerâmica

Em 1930, Charles Pincus utilizou um procedimento único para melhorar o sorriso de certos actores de Holly wood. Esta técnica era não-invasiva e dava bons resultados estéticos com resina e cerâmica cozida ao ar. No entanto, o revestimento de facetas feito na altura não tinha retenção permanente e, mais tarde, esta técnica foi descontinuada.

Considerações sobre a preparação de dentes para laminados cerâmicos

O desenho da preparação dentária dependerá da cor existente dos dentes, se se pretende uma alteração no alinhamento ou um aumento da altura da restauração final. Quando uma descoloração ligeira a moderada tem de ser mascarada, a preparação pode ser mínima, de 0,3 mm cervicalmente a 0,5 mm no bordo incisal. Sempre que uma descoloração severa tem de ser mascarada, a preparação tem de ser mais profunda para permitir a aplicação de mais espaçador de matriz no modelo. Este espaço excessivo permite a utilização de cimento de polimerização em resina para mascarar a descoloração severa. A adição de mais cerâmica opaca na faceta irá mascarar a cor indesejável do dente, mas limitará a exibição de vitalidade.

Uma cerâmica mais translúcida permitirá uma maior transmissão e reflexão da luz internamente, tornando a restauração mais vital. Se for indicada uma alteração no alinhamento, será necessária uma maior preparação em determinadas áreas. Quando o comprimento da faceta tem de ser aumentado, recomenda-se uma extensão palatina.

Preparação de dentes maxilares para laminados cerâmicos

☐   A preparação simulada nos moldes pré-operatórios e no enceramento de diagnóstico fornece informações valiosas sobre a quantidade de preparação dos dentes e ajuda a visualizar o resultado final.

☐   A anestesia local pode ser necessária quando as preparações atingem a dentina e para facilitar os procedimentos de retração gengival.

☐   As brocas de corte de profundidade auto-limitada de três camadas de dimensões conhecidas (0,3 mm e 0,5 mm) facilitam a redução dentária reparada, adequada e conservadora. As brocas de profundidade são feitas movendo-as na superfície facial da mesial para a distal e mudando o ângulo da broca para facilitar a sua orientação em dois planos (Fig. 8-1a). Depois, a redução facial é conseguida seguindo o contorno labial do dente até aos sulcos de profundidade. Além disso, o dente contra-lateral pode ser usado como referência para verificar a preparação adequada do dente. A preparação selectiva dos dentes labiais é necessária para criar uma forma de arco favorável.

☐   É preferível uma margem de chanfradura modificada para permitir uma linha de acabamento distinguível na impressão, um assento definitivo e um volume adequado para os laminados. A margem é normalmente supra-gengival ou equiparada à gengival. Em certos casos, a margem é retirada intra-crvicularmente para mascarar o dente descolorido subjacente e cobrir lesões cervicais.

☐   A linha de acabamento proximal é colocada na área de embrasure para assegurar que a margem entre o laminado e a estrutura dentária não preparada está bem escondida. Uma preparação deficiente revela margens inestéticas proximalmente.

☐ A preparação incisal depende do facto de ser ou não necessário um aumento da altura do dente. No caso de não se pretender um aumento, a preparação incisal termina a meio da largura labio-lingual do bordo incisal. No caso de se pretender aumentar o comprimento do incisivo, a mesa incisal é achatada com um bisel de 45° palatalmente. A preparação palatina é um desenho envolvente com a margem colocada inferior ou superiormente, mas nunca no contacto do incisivo mandibular em oclusão cêntrica

☐ Da mesma forma, os preparos em janela são recomendados para caninos e pré-molares quando o aumento da altura não é necessário.

☐ Quando o comprimento tem de ser aumentado, a orientação anterior e lateral tem de ser considerada e têm de ser efectuadas preparações dentárias adequadas para permitir uma espessura adequada do laminado na área incisal ou oclusal.

Experimentar

A prova de cadeira é feita para verificar o ajuste individual das facetas, o ajuste coletivo das facetas e a cor do cimento de cimentação composto que deve ser utilizado para obter o resultado final desejado.

Cada faceta é testada para verificar o ajuste marginal, a adaptação e a retenção. Quaisquer contactos prematuros são aliviados nesta fase. As facetas devem encaixar passivamente com bons contactos e não ativamente, pois isso pode levar à deslocação de algumas facetas.

Após a cimentação

O paciente é examinado periodicamente para verificar a resposta gengival e o regime de manutenção. Normalmente, recomenda-se um controlo de 3 meses seguido de um controlo de 6 meses.

Restaurações metalo-cerâmicas e totalmente em cerâmica

As restaurações metalo-cerâmicas e as restaurações totalmente cerâmicas têm um excelente potencial estético. As restaurações metalo-cerâmicas devem a sua popularidade à simplicidade de construção da ponte, durabilidade, resistência, adaptação marginal e versatilidade de utilização.

Pode ser utilizado com êxito em várias situações clínicas complexas, como pontes de grande extensão, reabilitação de boca inteira e também em vários aparelhos do tipo semi-fixo.

Todas as restaurações de cerâmica são caracterizadas por um núcleo semelhante à dentina, o que permite imitar a translucidez dos dentes naturais. São biocompatíveis com os tecidos gengivais e apresentam uma excelente adaptação marginal. Todas as restaurações de cerâmica são indicadas para coroas, facetas, inlays, onlays e pontes de três unidades com o pré-molar como o pilar mais distal.

Embora todos os dentes anteriores onde a estética é uma preocupação primordial possam ser indicados para todas as restaurações de cerâmica, é necessário ter cuidado quando existe uma para-função, quando a estrutura dentária é insuficiente para suportar a cerâmica, em coroas clínicas curtas e quando as preparações linguais são mais finas do que 0,8 mm. Nestes casos, as restaurações metalo-cerâmicas são funcionalmente estáveis e indicadas.

Imperativos das preparações dentárias

☐ Comprimento e conicidade da preparação para retenção e resistência.

☐ Redução suficiente para permitir a espessura da cerâmica para uma excelente estética.

Desobstrução oclusal para a função oclusal e orientação anterior.

<u>Preparações dentárias para coroas metalo-cerâmicas.</u>

Recomenda-se a redução do bordo incisal de 1,5 mm - 1,8 mm e a redução oclusal de 1,5 mm - 1,7 mm com bisel funcional. A redução é conseguida utilizando um diamante de roda no bordo incisal ou um diamante redondo de diâmetro conhecido nos sulcos oclusais. A redução do bordo incisal é seguida pela redução labial. Ao reduzir a superfície vestibular do dente, o contorno exato deve ser imitado. Isto ajuda a evitar a remoção excessiva de estrutura dentária, que pode levar a uma preparação deficiente da parede lingual, especialmente no aspeto incisal. A redução vestibular é efectuada em dois planos com uma broca cónica de ponta redonda, a primeira orientação envolve os dois terços incisais do dente.

A redução palatina é efectuada permitindo espaço suficiente para a coroa e para restabelecer as relações oclusais e protrusivas normais. É utilizado um diamante em forma de pera ou rugby para reduzir a concavidade lingual, enquanto o resto da superfície do cíngulo é reduzida com uma broca de diamante cónica de extremidade redonda.

A redução proximal envolve movimentos suaves da superfície labial para a palatina, permitindo que a margem seja terminada na superfície proximal. Podem ser utilizadas inicialmente fissuras cónicas longas seguidas de brocas de fissuras redondas para obter a redução desejada. As preparações devem incluir um ombro periférico de 1 mm ou um chanfro com bisel para coroas ceramometálicas. Os objectivos são obter um ângulo de convergência das paredes axiais entre 6 e 10 graus.

Recomenda-se um ombro com um ângulo cavo-superficial de 90 graus ou um ombro de paragem de 120 graus para um suporte adequado da porcelana. Quando a margem metálica é encurtada por razões estéticas, a porcelana do ombro requer 1,2 mm de redução do dente na margem. O ombro com um bisel longo é defendido para uma melhor adaptação marginal, mas não pode ser acomodado em sulcos gengivais pouco profundos. Assim, é preferível um bisel curto de 0,5 mm com um ângulo cavo-superficial de 135 graus.

O chanfro (0,5 mm) é a linha de acabamento de eleição para o suporte metálico. Para a porcelana fundida com suporte metálico, é preferível um colar metálico num chanfro modificado. O chanfro palatino é misturado suavemente com o ombro labial e lingual da área de contacto para obter bons resultados estéticos. Todos os ângulos agudos do preparo devem ser arredondados para reduzir a concentração de tensão.

<u>Preparação do dente para todas as coroas de cerâmica.</u>

Embora a sequência de preparação das restaurações totalmente em cerâmica seja semelhante à das restaurações metalo-cerâmicas, a principal preocupação do dentista na preparação das coroas totalmente em cerâmica deve ser minimizar as tensões que podem ser incorporadas na cerâmica em função.

O comprimento dos preparos é importante, uma vez que a carga aplicada a partir de uma direção lingual em preparos curtos pode levar a uma compressão grave do ombro labial, conduzindo a uma fratura. O bordo incisal é reduzido para obter uma área plana, mas evita-se uma redução superior a 3 mm. Em alguns casos, pode ser necessária uma redução de até um terço da altura da coroa para eliminar o bordo incisal fino. A redução facial é efectuada em dois planos a uma profundidade de 1 mm a 1,5 mm.

O aspeto lingual deve ser modelado para remover qualquer superfície irregular ou ângulos de linha acentuados e deve incorporar uma concavidade lingual definida com uma parede axial lingual elevada sempre que a proeminência do cíngulo e a oclusão sejam favoráveis. A profundidade lingual deve ser de 1 mm - 1,5 mm e não deve ser inferior a 0,8 mm. A preparação proximal é completada com uma conicidade de 6o-8o e ajudará na inserção de uma via. Uma conicidade excessiva causará forças inadvertidas na cerâmica e conduzirá à redução da resistência à flexão.

A redução facial, a redução lingual e a redução proximal devem terminar num ombro bem definido, que não deve criar quaisquer rebaixos para as restaurações e, por conseguinte, deve ser evitado qualquer ângulo superior a 90o. O ombro não deve ser necessariamente uniforme a nível vestibular, proximal e lingual, uma vez que pode ser necessária uma redução excessiva para o fazer, comprometendo a resistência e a forma de retenção do preparo. O ombro tem normalmente 0,8 mm - 1,0 mm de largura na parte vestibular e lingual e 0,5 mm - 0,6 mm na parte proximal, onde a cerâmica se alarga para dar força suficiente. A linha de acabamento lisa não deve ser íngreme interproximalmente, mas deve ter um gradiente mais suave para evitar potenciais áreas de tensão durante a função.

Em comparação com a preparação das restaurações metalo-cerâmicas, a linha de acabamento de todas as restaurações cerâmicas deve ser um ombro perpendicular à direção da tensão, aumentando assim a resistência à fratura. Na preparação final, evitam-se todos os ângulos agudos e cortes inferiores, o que proporciona uma força e resistência máximas. É necessário um comprimento adequado da preparação para contrariar as forças de inclinação e aumentar a área de superfície para uma retenção adicional.

A profundidade do ombro facial e lingual deve ser de 1,0 mm (com um mínimo de 0,8 mm) e, interproximalmente, o ombro pode ser de 0,5 mm, uma vez que a restauração se alarga interproximalmente. Uma conicidade de 5° - 10° é aconselhável para conservar e aumentar o suporte da restauração. Uma conicidade maior leva a uma concentração de tensões nas áreas onde o suporte é inexistente.

Prova de fogo

Todas as peças metálicas fundidas são avaliadas quanto à integridade da margem, ajuste interno, estabilidade e espaço adequado para o material cerâmico. O registo da relação intra-oclusal é necessário em casos de reabilitação extensa. As provas em biscoito para restaurações de cerâmica são avaliadas quanto à localização, sítio e aperto dos contactos proximais, adaptação marginal e contacto oclusal cêntrico e excêntrico favorável sem interferências. Para além da forma, contornos e cor, a caraterização adequada da superfície é verificada e incorporada.

A prova de todas as restaurações de cerâmica é avaliada quanto a um ajuste passivo, margens, contactos proximais, estabilidade, cor, forma, caraterização e oclusão.

12.   IMPLANTE - ESTÉTICA

Considerações estéticas pré-implantares

Nos casos de implantes anteriores na zona estética, têm de ser considerados determinados critérios estéticos específicos. Quando a estética é a principal razão para procurar tratamento protético com implantes, a linha do lábio superior do doente será de extrema importância para o planeamento da superestrutura definitiva. Em doentes com uma linha de lábio alta ou que necessitem de apoio da prótese no lábio superior, é mais provável que uma prótese removível satisfaça as exigências funcionais e estéticas do que uma construção de ponte sobre implantes.

As situações de implantes unitários anteriores são de grande preocupação, uma vez que os requisitos estéticos e as expectativas têm de ser devidamente equilibrados, tendo em conta os resultados pós-cirúrgicos previstos. O dentista deve analisar as situações de implantes unitários anteriores tendo em conta os dentes adjacentes, o dente contra-lateral, o perfil de emergência provável e a presença ou ausência de papila interdentária quando o sorriso ativo expõe suficientemente os tecidos gengivais.

Existem muitas limitações e contra-indicações específicas para o implante de um único dente maxilar, para além das contra-indicações de rotina associadas à terapia com implantes. As causas comuns da falta de um dente maxilar são a perda traumática, a fratura da raiz, a agenesia e a doença periodontal. Todas estas causas deixam alguma deficiência no osso facial sobre a raiz do dente em falta.

A maioria dos casos de implantes dentários unitários maxilares em pacientes com linha do lábio superior alta requer enxerto ósseo para uma estética ideal, enquanto em alguns casos o enxerto ósseo seria necessário para fornecer tecido mole peri-implantar saudável adequado para manter uma higiene óptima na região cervical.

Para além das deficiências inadvertidas no osso facial associadas a várias situações clínicas, a forma do tecido mole também desempenha um papel importante no resultado estético dos implantes dentários unitários.

Em 1989, Misch referiu 5 opções protéticas disponíveis na implantologia dentária. As primeiras três opções são próteses fixas (PF). As duas **opções** seguintes são as próteses amovíveis **(PR)**.

Classificação protética

FP - 1 Prótese fixa, substitui apenas a coroa, parece um dente natural.

FP - 2 Próteses Fixas, substitui a coroa e uma parte da raiz; o contorno da coroa parece normal na metade oclusal, mas é alongado ou hipercontornado na metade gengival.

FP - 3Próteses fixas; substitui coroas e coroa gengival em falta e parte do local edêntulo; próteses. Na maioria das vezes, utiliza dentes de dentadura e gengiva acrílica, mas pode ser de porcelana ou metal.

RP - 4 Próteses removíveis; sobre dentadura suportada completamente por implante. RP - 5 Próteses removíveis; sobre dentadura suportada por tecido mole e implante.

<u>Próteses fixas</u>

A FP-1 é uma restauração fixa e parece ao paciente substituir apenas as coroas anatómicas dos dentes naturais em falta. Normalmente, a perda de tecidos duros e moles é mínima. As restaurações finais parecem muito semelhantes em tamanho e contorno à maioria das próteses fixas tradicionais utilizadas para restaurar ou substituir coroas de dentes naturais.

A prótese **FP -1** é mais frequentemente desejada na região anterior do maxilar.

No entanto, a largura e/ou a altura do osso da crista é frequentemente insuficiente, sendo muitas vezes necessário um aumento antes da colocação do implante para obter uma coroa de aspeto natural na região cervical, uma vez que não existem papilas interdentárias nos rebordos edêntulos, e a gengivoplastia é necessária após o posicionamento do pilar para melhorar os contornos gengivais interproximais. Ignorar este passo causa espaços triangulares "traseiros" abertos (onde as papilas deveriam normalmente estar presentes) quando o paciente sorri. A perda óssea e a falta de tecido mole interdentário complicam os resultados estéticos finais, especialmente nas regiões cervicais das coroas.

A prótese fixa **FP-2** restaura a coroa anatómica e uma parte da raiz do dente natural. O volume e a topografia do osso disponível ditam uma colocação vertical deficiente do implante em comparação com a prótese FP-1, que é mais apical em comparação com a função cemento-esmalte de uma raiz natural. Como resultado, a borda incisal está na posição correcta, mas o terço gengival da coroa está demasiado alargado, normalmente apical e lingualmente em relação à posição do dente original. Se a linha do lábio alto durante o sorriso ou a linha do lábio baixo durante a fala forem favoráveis e não mostrarem as regiões cervicais, os dentes mais compridos não têm normalmente qualquer consequência. A prótese FP-2 que não é escondida pela posição dos lábios durante o sorriso ou a fala pode ser resolvida utilizando um dispositivo amovível de substituição de tecidos moles.

A FP-3 é uma restauração fixa que parece substituir as coroas dos dentes naturais e uma parte do tecido mole. Tal como acontece com a prótese FP-2, a perda de altura óssea original disponível diminuiu por reabsorção natural ou osteoplastia na altura da colocação do implante. Para colocar o bordo incisal dos dentes na posição correcta para a estética, função, suporte labial e fala, a dimensão vertical excessiva a ser restaurada exigiu dentes com um comprimento não natural. O paciente que tem uma linha labial maxilar alta durante o sorriso e uma linha labial mandibular baixa durante a fala apresentará dentes mais compridos que não têm um aspeto natural. No AP 3, a cor e o contorno gengivais restaurados dão aos dentes um aspeto mais natural em termos de tamanho e forma e imitam a região da papila interdentária. A adição de acrílico ou porcelana de tom gengival para uma aparência mais natural é frequentemente indicada.

RP-4 É uma prótese removível completamente suportada por implantes e/ou dentes. Pode ter o mesmo aspeto que as restaurações FP-1, FP-2, FP-3.

RP -5 É uma prótese removível que combina implante e suporte de tecido mole. A prótese é muito semelhante à sobredentadura tradicional.

Factores para uma colocação favorável de implantes

Os limites fisiológicos em que o implante pode ser colocado são regidos pelos seguintes factores

☐ O espaço entre o implante e o ligamento periodontal do dente adjacente deve ser de 1 mm.

☐ A largura média do ligamento periodontal é de 0,25 mm.

Estes componentes periodontais naturais requerem um espaço de 1,25 mm em cada lado do implante. Assim, o diâmetro do implante mesio-distal é adicionado a este espaço mínimo necessário. O requisito facio-lingual. Para um implante de 3,5 mm colocado na região anterior, é necessário um mínimo de 6 mm de espaço mesio-distal para acomodar todos os componentes relacionados. Idealmente, o rebordo deve ter 5-6 mm de largura labio-lingual, para permitir pelo menos 1 mm de osso cortical labial e lingualmente. No entanto, para conferir estética na região da papila interdentária, a distância entre um implante e os dentes naturais é mantida em 2 mm.

O implante deve estar 3 mm apicalmente às margens gengivais dos dentes adjacentes.

A orientação labio-lingual dos implantes ajuda a obter o perfil de emergência pretendido. A colocação do implante ligeiramente palatino ajuda o dentista a criar um perfil de emergência adequado para a coroa.

Para obter uma morfologia gengival peri-implantar satisfatória, o volume de tecido deve ser 20-25% superior à necessidade estimada para permitir a adaptação da gengiva à reconstrução protética.

Um implante de diâmetro mais largo facilitará a transição da cabeça do implante para a coroa artificial, à medida que esta emerge do seu invólucro de tecido mole. Os implantes de maior diâmetro não necessitam de ser colocados muito apicalmente à junção cemento-esmalte do dente adjacente. Os implantes imediatos ajudam a preservar os tecidos duros e moles e mantêm o perfil de emergência como nos dentes naturais.

13. PERIO – ESTÉTICA

Considerações estéticas periodontais:

Forma e posição da gengiva:

Numa relação estética ideal, a posição da margem gengival é ditada pelos limites verticais do sorriso ativo, as margens gengivais dos incisivos centrais superiores e dos caninos posicionados no bordo vermelhão do lábio superior. A margem gengival dos incisivos laterais está normalmente localizada 1 a 2 mm mais incisalmente ou à mesma altura dos incisivos centrais e caninos.

O zénite gengival é distal ao longo eixo do dente, tanto para o incisivo central maxilar como para o canino, enquanto está situado no longo eixo do dente para os incisivos laterais maxilares.

A altura do contorno gengival dos pré-molares e molares encontra-se numa posição mais oclusal à medida que se desloca para posterior.

Devem ser avaliados os limites horizontais e verticais do sorriso. A maioria dos pacientes mostra os dentes maxilares com ou sem a gengiva até ao primeiro molar num sorriso ativo. Para proporcionar uma profundidade e harmonia adequadas ao sorriso, a exibição gengival deve ser consistente e proporcional de dente para dente, do primeiro molar esquerdo para o primeiro molar direito.

Embrasures

No periodonto saudável, a papila interdentária funde-se nos espaços de embrasura completamente de vestibular para lingual, o que é um fator estético importante que assegura a harmonia na composição dentária. No entanto, em casos de recessão ou de terapia pós-periodontal, os espaços de contorno podem abrir-se, revelando um triângulo negro.

Largura biológica

Foi demonstrado, a partir de registos de autópsias, que a profundidade média do sulco é de 0,69 mm, o comprimento médio do epitélio juncional é de 0,97 mm e a inserção conjuntiva é de 1,07 mm; a largura combinada dos dois últimos é de 2,04 mm e é designada por "largura biológica". Esta largura biológica está sempre presente, pelo que as margens de restauração devem manter uma distância da crista alveolar que respeite a largura biológica, caso contrário, ocorre recessão gengival ou formação de bolsas.

Defeitos periodontais estéticos e sua correção

Defeitos periodontais que representam um problema estético.

Pode incluir :

- Violações da largura biológica

- Assimetrias gengivais

- Exposição excessivamente gengival

- Recessões gengivais localizadas

- Áreas pônticas deficientes

- Frena anormal.

- Pigmentação gengival excessiva

- Papila interproximal inadequada

As restaurações que estão demasiado alargadas na região cervical devem ser cuidadosamente removidas e recomenda-se uma limpeza adequada dos dentes com escavação de lesões cariosas profundas na região cervical. As restaurações provisórias devem então ser fabricadas com um contorno adequado na região cervical. As bolsas devem ser sondadas e as áreas isoladas de perda óssea excessiva devem ser marcadas e devem ser instituídos procedimentos regenerativos.

A técnica cirúrgica para estabelecer uma largura biológica adequada envolve o recontorno da crista óssea, de modo a que um mínimo de 3 mm do retalho possa ser colocado coronal à posição da crista óssea recontornada. Isto terá em consideração a largura biológica média de 2 mm.

Em fracturas dentárias acidentais ou quaisquer outras situações clínicas em que as margens da restauração possam violar a largura biológica, pode ser necessária a remoção de osso nos dentes adjacentes para obter o resultado estético desejado.

<u>Assimetrias gengivais</u>

Sempre que a gengiva facial dos dentes anteriores não segue um padrão simétrico, percebem-se discrepâncias no comprimento da coroa; alguns dentes parecem mais compridos enquanto outros parecem mais curtos. A correção destas discrepâncias para um padrão gengival estético torna-se o principal objetivo do dentista estético ou restaurador.

<u>As possíveis causas das assimetrias gengivais são :</u>

- Hiperplasia gengival

- Erupção passiva alterada

- Mau posicionamento do dente ou dos dentes

- Escovagem excessivamente cuidadosa dos dentes

- Doença periodontal

<u>Alongamento estético da coroa</u>

Quando existe uma disparidade no comprimento da coroa clínica entre dentes contra-laterais, resultando numa discrepância de altura entre os lados esquerdo e direito, pode ser efectuada uma correção cirúrgica estética para melhorar o resultado cosmético antes das medidas de restauração.

<u>alongamento funcional da coroa</u>

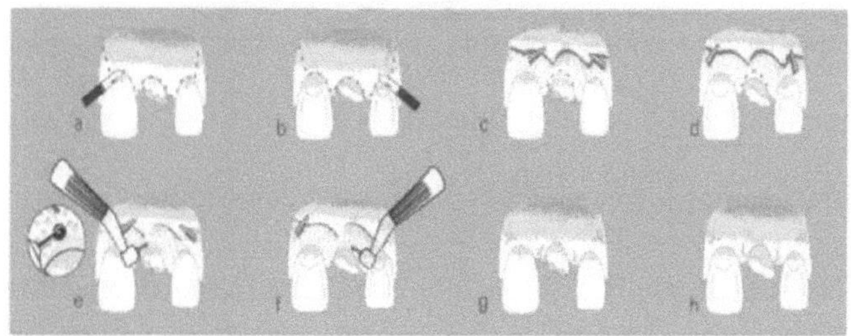

Nestes casos, o "alongamento estético da coroa" pode ser efectuado através de gengivectomia e/ou ressecção óssea apenas no aspeto facial, para uma melhor estética. A exposição da raiz é frequentemente uma complicação comum e pode ser necessário um tratamento intencional do canal radicular ou pós-cirúrgico com facetas ou coroas.

Exposição gengival excessiva (sorriso gengival)

Uma exposição gengival de mais de 3 mm num sorriso ativo ou moderado pode ser designada por "gengival". A exposição gengival excessiva ou o sorriso gengival pode ser causado por um de três factores.

As causas incluem:

- Crescimento excessivo do maxilar

- Mau posicionamento dos dentes

- Migração apical atrasada da margem gengival ou erupção passiva alterada.

Os procedimentos de alongamento da coroa podem corrigir estes dois últimos defeitos. Normalmente, nestes casos, pode ser necessária uma correção cirúrgica e ortodôntica.

Deficiências nas cristas edêntulas

As deficiências nas cristas edêntulas podem ser bucolinguais, apico-coronais ou uma combinação de dentes. Estas deficiências podem levar a compromissos funcionais e estéticos para tratamentos relacionados com próteses e implantes.

Foram concebidas várias técnicas cirúrgicas para restaurar o contorno das cristas edêntulas que foram alteradas por doenças ou traumatismos antes da adaptação dos pônticos. A classificação mais comummente utilizada é a seguinte:

Classe I: Perda de tecido buco-lingual com altura normal da crista numa região apical.

direção coronal.

Classe II: Perda apico-coronal de tecido com largura normal do rebordo na direção buco-lingual.

Classe III: Combinação de perda de tecido buco-lingual e apico-coronal, resultando numa perda da altura e largura normais do rebordo.

Correção de defeitos do tipo classe I

Os defeitos do rebordo edêntulo buco-lingual são os mais frequentemente encontrados e os mais previsivelmente tratados de todos os defeitos do rebordo alveolar. Os procedimentos cirúrgicos, como os enxertos interposicionais de hidroxiapatite ou tecido conjuntivo, são ideais para o aumento deste tipo de defeitos.

Para o enxerto de tecido conjuntivo, o local doador selecionado é normalmente o que tem o tecido conjuntivo mais espesso disponível, como a tuberosidade maxilar. Aumentar o rebordo edêntulo na altura da cirurgia ligeiramente mais do que o necessário irá compensar a contração que ocorre durante a cicatrização cirúrgica.

Correção de defeitos da classe II

Estes são mais difíceis de tratar de forma previsível e são normalmente corrigidos com enxertos onlay. Podem ser tratados defeitos ligeiros em qualquer plano do espaço. Normalmente numa única fase, enquanto os defeitos moderados a graves requerem frequentemente vários procedimentos com um intervalo de 6 a 8 semanas de pós-operatório.

Correção de defeitos da classe III

Este é o tipo de defeito mais difícil de tratar e geralmente requer múltiplos procedimentos cirúrgicos. As zonas dadoras palatinas preenchem totalmente dentro de 4-8 semanas e podem servir novamente como zonas dadoras, se necessário. Quando estão previstos vários procedimentos, a dimensão buco-lingual é geralmente recapturada em primeiro lugar, esta sequência proporciona uma base mais ampla (mais vasularidade) para o enxerto sobreposto.

O desenho da restauração provisória é de importância crucial para manobrar os tecidos moles que cobrem o rebordo. Para restaurações esteticamente agradáveis, são utilizados vários designs de pônticos; no entanto, tem-se falado muito sobre o pôntico ovado. O pôntico ovado é altamente convexo e fica bem dentro dos limites do rebordo alveolar. O pôntico ovado entra em contacto com o rebordo alveolar numa área deprimida, o que ajuda a criar um bom perfil de emergência para o pôntico. No entanto, este pôntico é muito difícil de manter pelo paciente.

Tratamento frenal anormal

Para o encerramento do diastema. Pode ser necessária uma ressecção (frenectomia) ou um reposicionamento (frenotomia). Sempre que exista uma pressão excessiva causada pelo frénulo, a frenectomia pode ser o melhor procedimento; no entanto, quando a estética é o único fator, pode ser necessária uma frenotomia para obter o resultado desejado.

Pigmentação gengival excessiva

O tom, a textura e a cor da pele diferem consoante as raças e as diferentes regiões. A cor da gengiva humana também difere, sendo geralmente cor-de-rosa, com algumas áreas apresentando uma pigmentação difusa. A pigmentação gengival deve-se à deposição de pigmentos de melanina na camada basal da mucosa. Nos mamíferos, é castanha, preta ou preta azulada.

A saturação destes pigmentos provoca um aspeto escuro ou gengival inestético. Em pessoas com pele clara e linhas labiais altas. A pigmentação ocorre normalmente em manchas difusas; por vezes, observa-se uma área contínua.

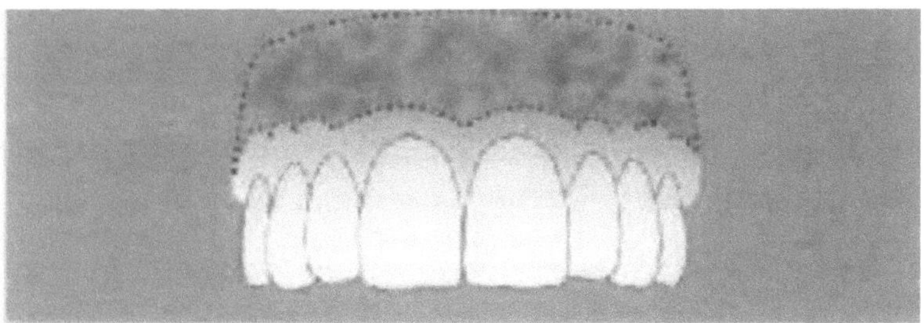

A cirurgia pode ser efectuada sob anestesia local com a as seguintes técnicas.

☐ Técnica de gengivo-abrasão

☐ Excisão epitelial de espessura dividida

☐ Técnica combinada que envolve gengivo-abrasão e excisão epitelial de espessura parcial.

Técnica de gengivo-abrasão

Uma broca de diamante em forma de bola de pé de grão médio é utilizada a alta velocidade no epitélio para o desnudar. Deve ter-se o cuidado de não desgastar o periósteo.

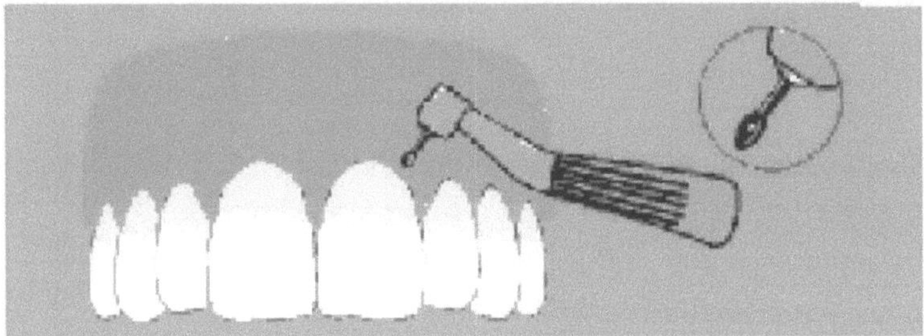

Um pacote periodontal é colocado sobre o epitélio desnudado.

Técnica de excisão epitelial de espessura dividida

É removida uma ilha de epitélio de espessura dividida no parte da mucosa.

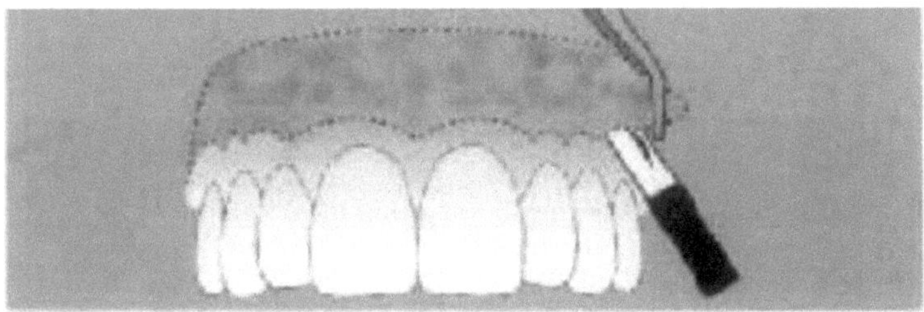

Em seguida, é colocado um pacote periodontal que é deixado durante uma semana.

Técnica de combinação

Nos casos em que os pigmentos estão presentes muito perto da gengiva marginal e em que o padrão gengival é constituído por áreas de depressão e elevações no aspeto facial, é aconselhada uma técnica combinada. A abrasão gengival é utilizada perto da gengiva marginal e em áreas onde uma excisão dividida é difícil.

Abrir espaços interproximais :-

A gengiva interdentária ocupa o espaço gengival, que é o espaço interproximal abaixo da área de contacto dentário. A forma da gengiva num determinado espaço interdentário depende do ponto de contacto entre os dois dentes adjacentes e da presença ou ausência de algum grau de recessão. O espaço interproximal aberto pode ser causado por raízes divergentes, forma anormal da coroa clínica e ausência de papila interproximal. Os dois primeiros podem ser corrigidos ortodonticamente e pela remodelação da coroa clínica, respetivamente. Enquanto o último é o mais difícil de gerir. Porque atualmente não existem métodos previsíveis para regenerar a papila interproximal.

14. ORTO - ESTÉTICA

Discrepância na largura da coroa

O tamanho dos dentes é um dos elementos mais importantes da estética dentária anterior. A discrepância do tamanho dos dentes é comum em pacientes com incisivos laterais em forma de cavilha. Mesmo após o alinhamento perfeito dos dentes e o estabelecimento correto das formas da arcada com tratamento ortodôntico, a forma anormal e o tamanho mais pequeno do incisivo lateral constituem um problema estético.

Por conseguinte, é imperativo restaurar o tamanho dos incisivos laterais após a conclusão do tratamento ortodôntico para obter um bom resultado global do tratamento. Para determinar o espaço necessário para restaurar a largura da coroa, durante a fase de planeamento do tratamento, a construção de um enceramento de diagnóstico é um passo importante para visualizar o resultado final. Após a remoção dos aparelhos ortodônticos fixos, a fase de restauração deve ser iniciada imediatamente e as restaurações provisórias devem ser efectuadas antes das restaurações definitivas para evitar recidivas.

Os incisivos laterais maxilares em forma de cavilha podem ser restaurados com facetas de cerâmica.

Recontorno proximal

Quando as larguras dos dentes anteriores não seguem as proporções áureas. Então os dentes maiores devem ser re-contornados para um tamanho menor e o espaço assim criado é efetivamente utilizado pelo ortodontista para resolver a discrepância. Este procedimento é normalmente realizado antes do início do tratamento ortodôntico e deve ter-se o cuidado de não alterar a morfologia dos dentes e os pontos de contacto.

Ganho de espaço para restaurações de um único dente

A perda de um dente no segmento posterior pode levar a inclinação e desvio dos dentes adjacentes, maus contactos interproximais, mau contorno gengival, redução do osso inter-radicular e supra-erupção de dentes não opostos, pelo que as situações clínicas se tornam difíceis de corrigir ortodonticamente e restaurar proteticamente. A perda do segundo pré-molar superior direito levou à inclinação medial e à rotação mesio-palatina do primeiro molar. Isto resultou numa redução do espaço pôntico. Foi cimentado um botão palatino de Nance de grandes dimensões para ancoragem palatina, de modo a deslocar o molar para distal.

Foi colocado um fio segmentar de aço inoxidável com uma mola helicoidal de nitinol comprimida entre o primeiro molar e o pré-molar. O primeiro molar superior foi deslocado para distal, criando espaço suficiente para o pôntico. Após as restaurações provisórias, foram colocadas as restaurações definitivas.

Substituição de laterais em falta por implantes

A agenesia dentária ocorre com bastante frequência, especialmente nos incisivos laterais superiores, e representa um verdadeiro desafio para uma solução estética.

O implante osseo-integrado é o método mais conservador e biológico, uma vez que o dente em falta pode ser substituído sem danificar os dentes vizinhos.

Se a utilização de implantes fizer parte do plano de tratamento para os incisivos laterais em falta, é necessário decidir a colocação exacta dos implantes, avaliar a linha do sorriso e o contorno gengival. Quando os incisivos laterais estão ausentes, normalmente não existe espaço adequado para os restaurar devido à deslocação dos dentes adjacentes. Nestes casos, é essencial ganhar espaço adequado com ortodontia para a colocação do implante e restauração da coroa para um bom resultado estético. A quantidade exacta de espaço criado deve estar de acordo com o tamanho proposto para os incisivos laterais, que deve ser proporcional à largura dos incisivos centrais.

Antes da remoção dos aparelhos ortodônticos, é importante avaliar radiograficamente a posição das raízes dos dentes adjacentes. As raízes dos incisivos centrais e dos caninos de cada lado, no caso de ausência bilateral dos laterais, devem estar paralelas entre si, com espaço adequado entre as raízes para a colocação do implante.

É necessário um espaço mínimo de 6,5 mm entre raízes adjacentes para colocar um implante padrão de 3 mm de largura.

Estética e função dento-facial prejudicadas devido à ausência de caninos.

A posição dos caninos nos três planos do espaço é muito importante do ponto de vista estético e funcional. A erupção ectópica e a impactação dos caninos permanentes superiores é um problema clínico frequentemente encontrado.

Os caninos também fornecem as principais inclinações de deslizamento para excursões laterais da mandíbula, proporcionando assim ao paciente uma oclusão funcional. Por conseguinte, não só é importante colocar em oclusão dentes impactados saudáveis e favoravelmente posicionados, como também posicioná-los de forma a manter a integridade da oclusão, proporcionar uma boa função e uma estética óptima.

Estabelecimento de uma orientação anterior correcta

Angle (1907) afirmou que "cada arcada dentária descreve uma curva graciosa e que os dentes destas arcadas estão dispostos de forma a estarem em grande harmonia com os seus companheiros da mesma arcada, bem como com os da arcada oposta. Os tamanhos, as formas, as superfícies interdigitantes e as posições dos dentes nas arcadas são de molde a dar uns aos outros, individual e coletivamente, o maior apoio possível em todas as direcções".

A relação inter-incisal correcta é importante para manter a posição vertical dos incisivos. A perda desta relação leva à supra-erupção dos incisivos e à mordida profunda. Em casos de mordida profunda severa, existe frequentemente atrito dos bordos incisais inferiores e das superfícies palatinas dos incisivos superiores, levando a coroas clínicas mais curtas dos incisivos inferiores e à falta de orientação anterior. Numa situação clínica deste tipo, se existir alguma restauração na região anterior do maxilar, esta terá tendência para se descolar devido à falta de espaço vertical suficiente.

Portanto, é necessário estabelecer uma orientação anterior adequada com a ortodontia, de modo que as superfícies palatinas dos dentes anteriores superiores possam fornecer um caminho de deslizamento harmonioso para os dentes anteriores inferiores durante a excursão protrusiva da mandíbula. Esses dentes devem trabalhar uns contra os outros para separar ou excluir os segmentos posteriores assim que a mandíbula sair do fechamento cêntrico.

Orto-Perio -Perspetiva de restauração

Um tratamento ortodôntico, periodontal e restaurador integrado é útil numa grande variedade de pacientes para melhorar as relações oclusais dos dentes, uma arquitetura gengival adequada e restaurações estéticas e biologicamente sólidas.

Arquitetura gengival anormal

A cor, o contorno e a saúde dos tecidos gengivais fornecem a estrutura e o suporte para o sorriso estético.

Durante o processo de erupção, todo o aparelho periodontal é transportado com o dente em erupção. Quando há uma erupção assimétrica dos dentes, isso também resulta em discrepâncias nas alturas do osso da crista subjacente. Isto, por sua vez, resulta em assimetrias nas alturas gengivais (zénite gengival) de um lado da arcada para o outro. Este tipo de situação clínica pode ser gerida ortodonticamente através da intrusão ou extrusão de dentes.

15. REVISÃO DA LITERATURA

Van Zyl I, Geissberger M. (2001) descreve uma ferramenta que os dentistas podem utilizar para mostrar aos pacientes potenciais tamanhos, formas e disposições dos dentes antes de efectuarem o tratamento. O desenho de forma simulada, ou SSD, é um método reversível de demonstração de potenciais resultados estéticos que envolve a criação de formas de restaurações de teste e a sua colocação sobre os dentes do paciente. A SSD é uma técnica simples que qualquer dentista pode efetuar. Essencialmente, o técnico cria novas formas de dentes em cera, o dentista coloca-as na boca do doente e este avalia-as. O dentista efectua então modificações no SSD, que comunica ao técnico, para que tanto os elementos estéticos (desenho do sorriso) como funcionais (orientação anterior) da restauração possam ser verificados com o SSD. A SSD pode tornar-se o padrão para determinar se se deve ou não prosseguir com o tratamento estético.

□ EM Narcisi, J A DiPema (1999) destacam a integração harmoniosa do design moderno do sorriso, a seleção de materiais e a comunicação interdisciplinar que devem ser abordadas para proporcionar um tratamento ótimo com facetas laminadas de porcelana e restaurações inlay de resina fabricadas em laboratório.

□ Morley J, Eubank J (2000) categorizam os critérios macro-estéticos com base em dois pontos de referência: a linha média facial e a quantidade e posição da revelação dentária. A linha média facial é uma posição de referência crítica para determinar vários critérios de desenho. A quantidade e a posição da revelação dos dentes em várias vistas e configurações labiais também fornecem directrizes valiosas para determinar as posições e relações estéticas dos dentes. Concluiu que os componentes macro-estéticos dos dentes e a sua relação entre si podem ser influenciados para produzir um tratamento restaurador mais natural e esteticamente agradável.

☐ Dorfman WM. (1995) afirmou que, apesar de muitos pacientes poderem simplesmente deixá-lo escolher um estilo de sorriso para eles, depois de o selecionar, mostre-lho para obter a sua aprovação. Como diz Jennifer de St. Georges, "Informe antes de atuar. Sem surpresas!" Por outro lado, quando os pacientes oferecem descrições verbais de como querem que o seu sorriso seja, há muito espaço para interpretações subjectivas. Ao utilizar fotografias e modelos, grande parte da confusão pode ser eliminada. Afinal de contas, o nosso objetivo é fazer o paciente sorrir.

☐ Messing MG (1995) concluiu que um tratamento dentário cosmético bem sucedido é simultaneamente funcional e estético. Requer a avaliação das expectativas do paciente, o diagnóstico de problemas pré-existentes e o planeamento cuidadoso do tratamento para eliminar ou controlar as causas das condições existentes. A utilização de moldes de diagnóstico montados e de um enceramento de diagnóstico permite a visualização do resultado esperado. As restaurações provisórias oferecem um "ensaio geral" para pré-visualizar os resultados funcionais e estéticos antes da conclusão das restaurações definitivas. O termo "arquitetura do sorriso" é utilizado para descrever o processo que orienta o paciente e o dentista desde a queixa inicial até à aceitação final do caso.

☐ Singer BA. (1994) introduziu na literatura uma estrutura para a compreensão dos princípios artísticos relacionados com a dentisteria cosmética clínica, ou seja, moldar os dentes e criar ilusões

☐ Em 2001, Tjan HL e Miller JD apresentaram uma abordagem de tratamento combinado para um defeito estético resultante de um diastema e de incisivos laterais em forma de cavilha. Foram realizados pequenos movimentos dentários e coroas PFM de cobertura total nos incisivos laterais e, em seguida, foi feita a correção ortodôntica do mau posicionamento dentário local através de um aparelho de remoção. Concluiu que estes procedimentos simples podem ser válidos para otimizar as propriedades mecânicas e estéticas da restauração protética.

☐ Mohlt W F, Hovijitra S, em 1999, afirmaram que o fechamento de diastemas maxilares e mandibulares é facilitado por uma abordagem multidisciplinar envolvendo ortodontia e prótese dentária. Este estudo de caso demonstrou o manejo da discrepância entre as larguras dos dentes anteriores da maxila e da mandíbula. O problema foi resolvido com um tratamento ortodôntico limitado, seguido de facetas laminadas de porcelana. O espaçamento anterior é uma das principais razões pelas quais os adultos procuram tratamento estético. O tratamento multidisciplinar (periodontia, ortodontia e prótese) é frequentemente indicado para obter resultados óptimos.

☐ Haywood V.B. em 1996 afirmou que o branqueamento dos dentes é a escolha razoável se a cor dos dentes for a principal preocupação. No entanto, o paciente deve compreender que este procedimento é considerado apenas uma medida temporária. Além disso, os dentes mais brancos são apenas uma medida provisória se continuar a fumar ou a beber excessivamente líquidos que mancham.

☐ Antonio Bello e Ronald H., em 1997, afirmaram que se o paciente deseja melhorar o seu sorriso devido a espaços escuros entre os dentes, a colagem estética com compósito é a abordagem mais conservadora por várias razões

   a) A estrutura dentária sólida não será removida.

   b) É comum fazer-se uma marcação.

   c) Os anestésicos são pouco frequentes

☐ Carlos Eduardo Francischone et al afirmaram que com a integração de várias especialidades, é possível alcançar a estética desejada para as próteses anteriores e desenvolver uma transição harmoniosa com o periodonto circundante.

☐ Roy Sabri, em 1999, concluiu que os incisivos laterais superiores ausentes com qualquer má oclusão coexistente devem ser geridos no âmbito de um plano de tratamento global. Os factores relacionados com o paciente, o tamanho, a forma, a posição e a cor dos dentes; o efeito da oclusão; a estética facial e dentária geral devem ser considerados quando se decide criar um espaço ortodôntico aberto ou fechado.

☐ Em 1985, Shapiro descreveu uma técnica de curetagem periódica para estimular o crescimento excessivo da papila interdentária destruída pela gengivite ulcerativa necrosante aguda.

☐ Han e Takie H.H., em 1996, descreveram uma técnica que consiste num enxerto pedicular utilizando uma incisão semilunar e a deslocação coronal de toda a unidade papilar gengival.

☐ Raetzke PB, em 1985, descreveu a utilização de um enxerto de tecido conjuntivo colocado sob um retalho para efeitos de recobrimento radicular.

CONCLUSÃO

A medicina dentária é uma ciência em constante mudança. À medida que a investigação e a experiência clínica alargam os nossos conhecimentos, são necessárias alterações no tratamento. Esta mudança de paradigma no campo da medicina dentária chega mesmo a tempo de satisfazer as necessidades e desejos finais dos pacientes que consideram que um sorriso atraente já não é um luxo, mas sim uma parte necessária do seu estilo de vida. O fascínio das preparações conservadoras, o potencial para excelentes resultados estéticos e a

A saúde tornou este ramo da medicina dentária muito popular em todo o mundo, não sendo de admirar que tenha tido uma utilização tão alargada e que, ao mesmo tempo, tenha dado provas de resultados tão previsíveis e excelentes.

O Dr. Charles Pincus é justamente reconhecido como o pai da odontologia estética e fez uma declaração profética no ano de 1937 que é citada como "Um sorriso cativante mostrando uma fileira uniforme de dentes naturais brancos e brilhantes é um fator importante para alcançar a caraterística dominante conhecida como personalidade, o que implica uma falta de complexo de inferioridade que faz com que uma mão seja levantada para cobrir a boca.

É esta falta de confiança no equipamento dentário que, muitas vezes, faz a diferença entre o sucesso e o fracasso na vida de muitas pessoas.

A afirmação acima, que era verdadeira no ano de 1937, é hoje uma realidade e sê-lo-á nos anos vindouros.

REFERÊNCIAS

1. Solomon EGR: Esthetic consideration of smile; J of IPS 1999: 10(3&4);

2. 41-47

3. Goldstein, RE: Change your Smile, ed 3 Chicago, Quintessence, 1997.

4. Morley, J : O papel da medicina dentária estética no restabelecimento de um sorriso jovem:

5. JADA 1999; 1166-1172.

6. Sohomura T et al : Utilização de um scanner laser de ultra alta velocidade para a construção de formas tridimensionais e oclusão: JPD 2000; 84(3): 345- 352

7. Kamal Shigli, Swaraj Bharati: O papel da tecnologia na conceção de um sorriso confiante. J. IPS Dez. 2001, vol.1, no.4.6)

8. Friedman, MJ e Hodcman, M.N.: Injeção em bloco P-ASA: Uma nova técnica palatina para anestesiar os dentes anteriores da maxila: J of esthetic dentistry, 1999; 11(2): 63-77.

9. Singer BA. Princípios de estética. Curr Opin Cosmet Dent 1994;:6-1

10.Messing MG. Arquitetura do sorriso: para além do design do sorriso. Dent Hoje 1995 maio;14(5):74, 76-9

11.Dorfman WM. Como desenhar estilos de sorriso para a medicina dentária cosmética. Dent Today 1995 Oct;14(10):68-9

12.Morley J, Eubank J. Elementos macroestéticos do smiledesign.

Van Zyl I, Geissberger M. Desenho de formas simuladas. Ajudar os pacientes a decidir o seu ideal estético.J Am Dent Assoc 2001 Aug;132(8):1105-9

13.E M Narcisi, J A DiPerna Restauração multidisciplinar da boca inteira com facetas de porcelana e inlays de resina fabricados em laboratório *PERIODONTIA PRÁTICA E DENTISTRIA ESTÉTICA*

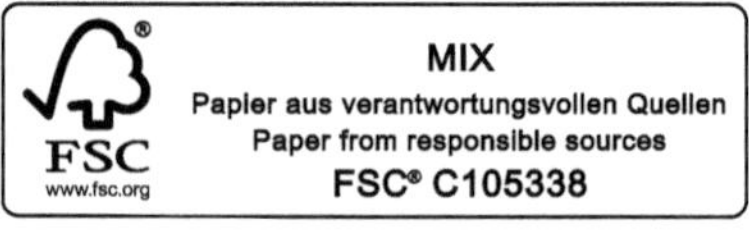

Printed by Books on Demand GmbH, Norderstedt / Germany